한방韓方으로 지키는
백 세 시대의 건강법

백 세 시대의 건강법

초판 발행 ∣ 2023년 8월 1일

지은이 ∣ 이학범
펴낸이 ∣ 신중현
펴낸곳 ∣ 도서출판 학이사
　　　　출판등록 : 제25100-2005-28호
　　　　주소 : 대구광역시 달서구 문화회관11안길 22-1(장동)
　　　　전화 : (053) 554~3431, 3432
　　　　팩스 : (053) 554~3433
　　　　홈페이지 : http : // www.학이사.kr
　　　　이메일 : hes3431@naver.com

ISBN_979-11-5854-431-7　13510

한방韓方으로 지키는

백 세 시대의 건강법

學而思 | 학이사

머리말

흔히들 이제는 백 세 시대라 말한다. 오래 사는 것도 좋지만, 무엇보다 사는 동안 건강하게 사는 데 삶의 의미가 있다. 첫째도 건강, 둘째도 건강이다. 그래서 건강을 잃으면 모든 것을 잃는다고 한다.

이 시대는 건강에 대한 온갖 정보나 홍보, 지식이 범람하고 있다. 그렇지만 체계적으로 정리해서 건강을 지킬 수 있는 길을 찾고, 온전히 자신의 것으로 만들어야 비로소 성취와 보람을 누릴 수 있다.

이 책은 자신만의 건강법을 찾고자 하는 분을 위해 엮었다. 건강한 삶을 위해 한약업사로 평생을 일해 온 필자가 평소에 실천하고 습득한 것을 여러 대중에게 알리자는 욕구에서 저술하게 된 것이다.

필자는 매일 아침 다섯 시에 일어나 5분간 요가로 몸을 풀고, 단전호흡을 한 시간 정도 한다. 그리고 헬스장에서 근력 운동 한 시간, 목욕을 한 시간 하는 식으로 건강관리를 하고 식사 후 출근을 한다.

평소 음식도 소식을 한다. 육식은 최대한 하지 않으려 노력하며 과일이나 야채를 많이 먹는다. 술과 담배를 배우지 않았으며, 오락을 취미로 삼은 적도 없다. 오로지 산책을 하며 사유하고, 독서와 글쓰기를 즐긴다.

『백 세 시대의 건강법』은 일상생활을 하는 데 있어서 어떻게 지혜롭게 살아가야 하는지, 어떻게 더 젊고 건강하게 살아가는지를 안내하는 지침서라 할 수 있다. 무엇이든 꾸준히 해야 한다.

운동에서 특히 중요하다. 젊었을 때부터 습관을 들여야 한다. 그렇게 하면 노후에 건강이 좋아지면서, 노력하지 않은 사람보다 최소한 십 년은 젊게 살 수가 있다.

모든 일은 마찬가지다. 건강 역시 얼마만큼 관심을 가지고 행하는가에 따라 결정된다. 세상에는 공짜가 없는 법이다. 노력하지 않고 바란다는 것은 내 입에 감이 떨어지기를 기다리는 것과 같다.

노력한 만큼 맞추어 돌아오는 것은 삶의 진리이다. 이 책을 읽고 행한다면 반드시 나이보다 젊고 건강하게 살 수 있음을 확신한다. 아무쪼록 이 책이 여러분들의 건강에 보탬이 되기를 바란다.

2023년 6월
덕곡 이학범

차례

3장 일상생활 건강관리법

4장 동서 의학의 비교론

7장 체질론

8장 약의 성능

1장

건강 장수 비법

첫째, 근심 걱정을 하지 말라.

둘째, 적당한 운동을 하라.

셋째, 좋은 음식과 좋은 약을 먹어라.

- 당나라 이천(李挺) 『의학 입문』

근심 걱정을 하지 말라

오늘날 첨단과학시대에 연구에서 밝혀진 수천 년 전 고인들의 장수비결에 놀라지 않을 수 없다. 장수비결이라고 하면 특별한 약이라든가 숨겨진 비결이 있을 것이라고 짐작하는데 너무 평범한 사실에 흥미를 잃을지 모른다. 그러나 그게 그리 쉬운 일이 아님을 알 수 있다. 인간이 태어나면서 젊게 오래 살고 싶은 것은 누구에게나 본능적인 욕망이다. 그 예를 들어 삼천갑자 동방삭이라든가 수천 년을 살았다는 전설적인 인물인 팽조라든가, 진시황의 경우를 보면 능히 수긍이 가는 일이다.

특히 불로초불사약을 구하기 위하여 동남동녀 삼천 명을 거느리고 봉래산으로 파견했던 진시황은 그토록 오래 살기를 갈구했지만 뜻을 이루지 못하고 마흔한 살에 사망한 사실은 유명하다. 그러함에도 건강 장수비결은 첫째가 평범하게 근심 걱정을 하지 않는 것이라 하는데 그러기 위해서는 자신의 몸에 관심을 가지고 건강을 지키겠다는 마음가짐이 중요하다.

육체는 마음의 지배를 받는다. 당연히 근심 걱정을 하게 되면 비위가 상하고 입맛을 잃게 되면서 건강을 해쳐 단명할 수밖에 없다. 인생은 불가에서 백팔번뇌라고 말하는 만큼 번뇌와 망상이 우리를 괴롭힌다. 사랑하는 가족들, 아내와 남편, 자녀들과 생리 사별하거나 그 외에도 사랑했던 이와의 이별, 사업 실패, 부와 명예, 권세의 추락 등 말하자면 끝도, 밑도 없을 정도이다.

이렇게 인생의 고해에서 헤어날 수 없는 문제이고 보면, 그 해결방법이야말로 마음을 비우는 것이다. 어떻게 마음을 비울까. 그 방법으로 종교의 신앙으로 기도나 참선, 정신수련, 명상 등이나 개인에 따라 여가선용인 여행과 오락 같은 취미 생활로 극복해야 한다. 그렇다고 수면제나 진정제 같은 약에 의존한다면 몸을 망치는 결과를 초래하게 될 것이다.

실제로 있었던 일이다. 외딴섬에서 약사가 보건소 소장으로 근무할 때였다. 그 섬의 주민들이 보건소장에게 약을 타러 왔지만 벽지이다 보니 제대로 약이 구비되어 있지 않았다. 소장은 고민 끝에 비타민을 나누어 주었다. 며칠 후 약을 타간 주민들에게 좀 어떠냐고 물었더니 거의가 다 좋아졌다고 했다. 이런 것만 보아도 자신 스스로가 병을 사서 만들고 있다는 것을 알 수 있다. 어쨌든 살아가면서 건강을 유지하기 위해서라면 낙천적으로 마음을 비우는 것이 최선임을 알 수 있다.

적당한 운동을 하라

건강 장수비결은 적당한 운동이다. 인체는 혈액순환만 잘 되면 건강 장수할 수 있다. 인간은 식물과 달리 끊임없이 활동해야 한다. 반대로 게으르거나 어떤 이유에서건 움직이지 않는다면 단명할 수밖에 없다.

운동도 적당한 운동이라야 한다. 피로했을 때 운동은 바람직하지 못하면서 병발할 수 있으므로 자신의 몸에 맞게 해야 한다. 과유불급이라고 해서 지나친 것은 부족한 것만 못하다. 운동 역시 약과 같이 체질과 증상이나 성향에 맞게 함으로써 제대로 성과를 얻을 수 있다.

탁구·배드민턴·테니스 같은 민첩성을 기르는 구기운동, 헬스 같은 근력 운동, 무용·체조·요가·에어로빅 같은 유연성 운동, 등산·수영·골프 같은 취미를 곁들인 운동. 그 모두가 각기 장단점이 있다.

자신의 취미와 소질에 맞추어 선택하여 적당히 하면 모든 운동이 현대인에게 문제가 되는 스트레스로 인한 신경성으로 오는 소화불량, 변비, 심폐기능 저하, 혈관성 질환, 신체 불균형의 경직성 질환 등 여러 질환을 극복할 수 있을 것이다.

갱년기 이후 노화가 진행되면서 약으로만 해결되지 않는 성인병으로 매일 약을 한 움큼씩 먹는데 그에 따른 부작용도 생각해야 할 것이다. 그런 의미에서 운동은 약 이상으로 건강을 지키게 한다.

한때는 율동에 맞추어 활발하게 동작하는 에어로빅이 유행하다가 요즘은 호흡을 싣고 하는 유산소 운동으로 정적인 요가가 유행하고 있다. 굴신운동을 하면서 깊게 숨을 들이쉬고 내쉼으로써 체내에 쌓인 노폐물이 호흡을 통하여 배출된다. 에어로빅처럼 신명 나지는 않지만, 호흡으로 신체를 청혈시키고 유연성을 길러 주는 데 유리하다. 요즘은 신체의 강직성과 소모된 골다공증을 예방하는 헬스와 경기를 하는 스릴과 취미를 곁들인 스크린 골프가 유행하고 있다.

노인들에게 적합한 운동으로는 걷기 운동, 탁구 같은 가벼운 운동이 좋을 것이다. 어쨌든 여러 운동이 장단점을 갖고 있으면서 각 개인의 특성과 취미에 맞게, 유행에 따라 함으로써 건강 장수의 길이 된다.

좋은 음식과 좋은 약을 먹어라

식보란 좋은 음식을 먹어 원기를 보충하는 것을 말하는데, 모든 생물은 먹지 않으면 죽게 되어있다. 먹는 것을 어떻게 잘 먹는가에 따라서 건강의 승패가 달려있다. 체질에 맞게 적당히 섭취해야 한다. 어떤 음식이 모두에게 좋다고 선전하는데 체질에 따라 다 다르다. 음식은 주로 채식과 육식으로 나누어 채식을 즐기는 사람, 육식을 즐기는 사람, 그 외에 기호식품이 개인에 따라 각기 다르다.

인간은 잡식 동물인 만큼 골고루 먹어야 하지만 그러면서도 자기가 좋아하는 음식이 바로 자기 체질에 맞는 음식이 될 수 있다고 본다. 한 가지 음식을 너무 오래 먹으면 싫증이 나서 먹지 않게 되고, 부족하게 되면 먹고 싶어진다. 이래서 신체가 스스로 알아서 하게 된다.

먹고 싶을 때 먹어주어야 한다. 갑자기 무엇이 먹고 싶을 때 참으면 병이 된다. 필요하니까 먹고 싶어지는데 당연히 부족한 것을 보충시켜 주지 않으면 병이 올 수밖에 없다. 지난날 어렵게 살던 시절, 형편이 되지 않아 먹고 싶어도 참아야 했고, 그러다 보니 영양부족으로 단명했다. 요즘은 너무 지나치게 잘 먹어서 병이 온다. 비만, 당뇨, 고혈압 등으로 해서 단명할 수밖에 없는 형편이다.

예부터 고량진미는 사람을 단명케 하고 조식粗食(거친 음식)을 섭취함으로 오히려 건강해질 수 있었다. 체질에 따라 음식 섭취를 적당히 하는 것이 건강 비결이 될 수 있다. 예를 들어 열이 많은 체질이라면 채소를 많이 섭취할 것이고 냉한 체질이라면 고기를 많이 섭취해 건강을 유지할 수 있다. 열이 많은 체질은 건강해 보이고 잘 먹으면서 왕성하게 활동하는 체질이고, 냉한 체질은 기가 약하고, 비위가 약해 소식을 하게 되는 음성 체질을 말한다.

열성·냉성을 구별하지 않고 대체로 이상적인 방법은 채식 70%, 육식 30%가 좋다고 하는데 사실은 체질에 따라 다를 수 있다.

어쨌든 너무 한쪽으로 편향된 음식 섭취는 좋지 않다. 고기를 너무 많이 먹는 습성을 가진 이들은 비만과 함께 지방간이 오면서 혈액이 산성화로 탁해질 수 있다. 이런 경우 먹은 만큼 열량을 소비시킨다면 별문제가 없지만 그게 잘 안 되면 중년이 넘어서며 배가 나오고 여러 가지 성인병으로 고생하게 된다. 반대로 너무 채식 위주로만 한다면 단백질 부족으로 건강을 해칠 수 있다. 결국, 자신의 체질에 맞추어 적당히, 골고루 조화 있게 섭취하면 장수비결이 된다.

우리가 건강을 지키기 위해 좋은 약을 먹는 것 또한 빼놓을 수 없다. 좋은 음식을 먹는 식이食餌도 좋지만 좋은 약 또한 우리 건강에 필요 불가결한 요소다.

밥만 잘 먹어 식보만 하지 약이 왜 필요한가 하면서 마치 한약을 독인 양 생각하고 평생 먹지 않는 이들도 있는데, 그만큼 본인만 손해를 보면서 건강과도 멀어지게 된다. 처방만 제대로 잘된 약이라면 피를 맑게 하고 부족한 진액을 도와줌으로써 만병통치적 기능을 한다.

약이는 식이와 달리 특이하고 강력한 기능으로 인체를 유익하게 하므로 복용하지 않는 이들보다 복용하는 쪽이 훨씬 더 건강하게 장수할 수 있다.

한약을 꼭 먹어야 할 때

　　옛날 어렵게 살던 시절 한약 한 번 먹어 보았으면 하던 것이 소원이었던 때도 있었다. 그러나 형편이 되지 못해 그 소원을 풀어 보지도 못하고 살아야 했다. 지금 시절에는 마음만 먹으면 그 정도쯤은 할 수 있지만 그래도 그중에는 형편이 안 되서 엄두도 못 내는 이도 있을 것이다. 형편이 된다 해도 한약을 대수롭지 않게 생각하고 멀리하는 이도 있다.

　　한약을 좋아해 해마다 먹는 이도 있는데 그런 분들이야 자신의 건강을 제대로 지키는 분들이라 할 수 있다.

　　건강이 제일이라 하는 것은 입이 마를 지경인데 그 정도까지는 아니라 할지라도 최소한 자신의 건강을 지키려면 한약을 꼭 먹어야 한다는 것이다.

　　첫째, 기혈부족으로 체력이 떨어져 피로하고 모든 게 귀찮아지고 활동하기 싫을 때

둘째, 사오십 대 갱년기가 오면서 온갖 좋지 않은 증세로 시달려 여기저기 병원에 다녀 봐도 이렇다 할 효력도 못 보고 맥이 빠지면서 우울증에 빠질 때

셋째, 육십 이후 노화기가 진행되면서 모든 기능이 저하되고 여러 가지 노화로 인한 병증에 시달릴 때

넷째, 급성병에서 치료가 안 되고 만성 고질병으로 고생하고 있을 때

다섯째, 면역력이 떨어지면서 감기 같은 잔병을 달고 있을 때

여섯째, 한두 가지가 아닌 여러 가지 질병을 앓고 있는 환자로서 종합적 치료가 필요할 때

일곱째, 큰 병으로 수술을 한 환자가 빠른 회복과 후유증이 없도록 할 때

여덟째, 산후 조리약으로 손실된 임부의 체력을 보강하고 산후병을 예방하려 할 때

아홉째, 수험생과 고시생들이 체력을 돋우고 총명하게 해서 목적 달성하려 할 때

열째, 소아과의원에 제집 드나들듯 하는 어린애가 있을 때

이상 평생을 두고 건강을 좌우하는 밑거름이 된다. 꼭 아프거나 질병에 시달리지 않는다고 하더라도 노화가 예방되고 십 년은 젊게 살 수 있다.

좋은 음식 나쁜 음식

음식이야말로 우리 건강에 필요 불가결한 것을 부인할 수 없을뿐더러, 어떻게 잘 먹느냐에 따라 인체에 미치는 영향이 가장 크다는 것을 알 수 있다. 너무 포식하는 것은 당연히 건강을 해친다.

첫째로 절제 있게 섭취해야 한다. 과거에는 너무 못 먹어서 곯아 마르다가 보니 병을 얻게 되는데, 오늘날에는 너무 잘 먹어서 병이 온다. 배가 북태산같이 부르면서 비만으로 하여 고혈압, 당뇨, 동맥경화 같은 병으로 해서 단명한다.

음식은 좋은 음식, 나쁜 음식이 따로 없다. 골고루 먹어야 하지만 각기 나름대로 체질에 맞는 음식을 선택해서 먹어야 한다. 열이 많은 비만 체질이라면 육식을 줄이고 채식 위주로 음식 섭취를 해야 할 것이고, 반대로 마르고 허약한 빈혈성 체질이라면 육식 위주로 섭취해야 할 것이다. 음식도 열이 많은 음식이 있는가 하면, 냉한 성질인 음식도 있다.

　고혈압과 당뇨가 있는 비만 체질이라면 냉한 음식으로 날채소나 냉 과일을, 곡류는 옥수수, 보리, 메밀, 기장 쌀, 율무 등을 주로 섭취해야 한다. 차고 비위가 약한 체질이라면 온수와 함께 쌀이나 찹쌀을, 육식으로는 따뜻한 성질의 닭고기(삼계탕)를 주로 섭취해야 한다. 돼지고기는 냉성 식품에 속하고 소고기는 냉성도 열성도 아닌 평한 식품으로 체질을 가리지 않는다. 생선도 같은 것으로 본다.

　냉성인 돼지고기의 경우 마늘, 고추, 파 같은 양념류로 요리했을 때 다소 그 냉성이 감해질 수 있다. 대개 파, 양파, 고추, 마늘, 후추, 생강 같은 양념류는 다 열성 식품이다. 그러므로 당뇨, 고혈압 환자는 많이 먹는 것을 삼가야 한다. 그러나 냉성 소음인 체질에는 좋은 식품이 된다. 특히 위궤양이 있는 경우에는 자극성 식품을 금하는 것이 좋다.

　기호식품이 싫증이 날 때는 중단하는 것이 좋다. 그만큼 몸에 과잉섭취가 되었기 때문이다. 대체로 날것은 냉하지만 익히거나 햇빛에 건조하면 냉성이 감해진다. 예를 들어 대추 같은 과일은 날것은 냉하므로 많이 먹으면 설사가 나지만, 익혀 건조한 것은 따뜻한 성질로 바뀐다. 햇빛에 말리거나 익혀 먹으면 냉성이 온성으로 바뀐다.

　나쁜 음식, 좋은 음식이 따로 없고 자신의 체질에 맞게 섭취함으로 건강해질 수 있다. 그러나 먹으면 좋은 음식은 우리 한국의 전통음식인 된장찌개, 무 무침, 김치, 고추장 같은 발효 음식들이다. 달걀과 우유도 완전식품에 가깝다. 달걀에서 병아리가 나오고 어린애가 우유를 먹고 자라는 것을 보면 알 수 있다.

멸치는 최고의 식품이다. 고기류는 대체로 부분적으로 섭취하지만, 멸치는 큰 고기 통째를 한 마리로 축소해서 섭취함으로써 영양이 골고루 들어 있다는 것을 알 수 있다.

결명자, 지구자는 냉성 식품으로 변비에도 좋고 안질에도 좋다. 결명자는 한문으로 풀어보면 '결決'은 눈이 변형된 글자이므로 눈에 좋다는 것을 알 수 있다.

율무는 약명으로 의의인인데 열성 비만 체질에 장복하면 살이 빠지면서 몸이 가벼워진다. 속이 냉하고 비위가 약한 소음인은 쌀과 찹쌀밥을 섭취하고 밀가루 음식은 되도록 적게 먹는 것이 좋다.

한방에서는 대개의 약이 초근목피로 되어 있으므로 본초학이라고 한다. 초근목피 이외에도 동물성 약도 경우에 따라 우리 인체에 좋은 영향을 준다. 간이 손상되었을 때 소나 산돼지 같은 동물의 간을 복용하는데, 특히 그중에 웅담(곰쓸개)이 특효가 있다. 그러나 웅담이 아무리 좋다고 하나, 인간의 쓸개에 비할 수 없을 것이다.

인간의 손상된 간담도 역시 화학구조가 같은 인간의 장기가 더욱 좋다는 사실은 이식 수술에서 확인할 수 있다. 인간의 장기를 이식하면 성공하나 타 동물은 실패하는 것만 봐도 알 수 있다. 그래서 당시 본초학에 인간의 장기가 기재되어 있었기에 사람이 사람을 죽이는 사례가 빈번하게 일어났다.

그 상황이 중국의 당, 송 시대에 더욱 심했다는 사실은 소설 『수호지』(호걸 무송이가 장청의 주점에서 만두를 청해 먹게 되었을 때 그 만두 속의 고기에 사람 털이 붙어 있는 것을 알아채고 약 탄 술을 먹고 실신한 척하다가 장청 부부가 비도를 들고 덤비려는 순간 이들을 혼내 준다는 내용)에서도 찾아볼 수 있다.

이처럼 의술이란 인간을 살리기 위한 것인데 오히려 인간을 죽게 하는 '역현상' 이 생기기도 했다. 아무리 좋은 처방이라고는 하나 그 목적성과 취지에 위배된다고 해서 왕명으로 금지했다. 그래서 본초학에서 인체의 중요한 장기는 모두 빼버리고 영개골(해골-신경통에 씀), 인중황(인분-신경통에 씀), 침(소독제), 두발(머리카락-태워서 지혈제로 씀), 자하개(갓난 어린 애기의 태-폐결핵에 씀), 손발톱, 월경(처녀의 처음 것을 씀), 동변(어린아이 오줌-자음을 강화시킴) 정도만이 남아 있다.

이런 것들은 비과학적인 것 같지만 나름의 근거가 있다. 우리가 목이 쉬었을 때 달걀을 마시는 것은 미끌미끌한 달걀의 액체가 성대의 기도를 부드럽게 해서 발성을 좋게 하는 것이다. 그보다도 선퇴蟬退(매미껍질)가 달걀과는 비교가 안 될 정도로 발성에

도움을 준다.

이 매미란 놈은 지구상에 어떠한 동물보다도 소리가 요란해서 산천초목을 뒤흔들어 놓는다. 그 목소리는 너무도 청량하고 시원해서 답답하고 무더운 여름철 우리 가슴을 시원하게 해준다. 그러니까 목이 쉬어 좋지 않을 때 그 우렁찬 소리를 낼 수 있는 성분이 들어간다면 치료될 수 있는 것은 당연지사이다. 산천초목을 뒤흔들 수 있는 우렁찬 그 힘은 뇌전증, 건망증, 정신병, 두뇌 질환, 어린이의 경풍증 같은 산소 부족을 일으킬 수 있는 병에 쓰인다.

이런 동물뿐 아니라 식물로도 영양분이 많이 들어 있는 뿌리는 신체 중 하체의 보약에 주로 쓰고 껍질은 피부병에, 열매나 씨앗은 상초병에, 특히 이목구비 눈병에 많이 쓰인다.(예: 결명자, 지구자) 잎은 가볍고 영양분이 없으므로 땀을 내서 치료하는 약으로 상한(감기)에 많이 쓰인다.

2장

자세 교정과 지압법

수기술

　　마사지, 지압, 카이로프랙틱은 수기술이라
고 하며 시술자 자신의 손으로 직접 치료한다. 수기술은 병을 치
료하는 가장 오래된 역사를 가지고 있다.

　　다치거나 기혈 순환이 잘되지 않을 때, 따라서 어혈이 생겼을
때 손으로 만지거나 주물러서 병소를 치료하는 것이다. 옛날 어
른들이 어린애가 다치거나 아프다고 하면 호~ 하고 입김을 불어
주곤 하였는데, 그 입김의 따뜻한 기운이 병소의 어혈을 완화하
는 작용을 한 것이다.

　　수기술은 이렇게 지압이나 마사지를 잘 하느냐의 차이가 있지
만, 누구나 다 할 수 있다. 예를 들어 부부지간이나 어떤 관계이든
서로 교대로 어깨(견정혈)를 주물러 주면 전신의 모든 근육의 피로
나 어혈이 풀어진다. 견정혈만 잘 주물러 주어도 몸 전체가 기혈
소통이 되어 편안해진다.

지난날 대구의 어느 한의원은 이 견정혈을 장침으로 강한 자극을 주는 것으로 유명했다. 환자들은 늘 한 방에 가득 앉아 치료를 기다리곤 했는데, 무조건 견정혈에다 깜짝깜짝 놀랄 만큼 자극을 주는 것이 치료의 전부였다. 그것만 보아도 어깨를 잘 주물러 줌으로써 그날 하루의 피로를 잊을 수 있다. 오래 묵은 딱딱한 어혈을 얼마만큼 정성껏 풀어주는가가 문제이다.

수기술의 고수는 이 견정혈뿐만 아니라 365혈 모두를 잘 풀어주어 중풍 같은 중병까지도 치료를 한다. 시술자는 발 마사지, 전신 마사지 등으로 치료를 하는데 능력을 갖춘 시술자일수록 치료효과를 본다. 건강한 기를 소유한 시술자일수록 치료의 효과성이 우수하다.

과거 병들고 허약한 노인이 젊은 여자를 돈으로 사서 매일 품고 자니 싱싱했던 젊은 여자는 노랗게 시들어 가고, 병든 노인은 새 기운을 받아 혈색이 돌아오면서 건강한 모습으로 변했다는 이야기만 보아도 기의 교류란 실체를 인정하지 않을 수 없다.

현대의 물리치료와 원리는 같지만 인간의 생기가 직접 작용하는 수기술과 차이가 있을 것이다. 수기술은 경타법輕打法(두드리는 것), 경찰법輕擦法(주무르는 것), 괄사법刮痧法(꼬집는 것), 지압법指壓法(혈을 손가락으로 누르는 것), 장압법掌壓法(손바닥으로 누르는 것) 등이 있다.

척추교정술인 카이로프랙틱 등 모든 수기술의 치료가 시술자의 축적된 기와 능력에 따라 차이가 있게 마련이다.

필자는 어렸을 때 걸핏하면 체하곤 했다. 당시 남산동 복명초등학교 부근에 젊었을 때 의녀였다고 알려졌던, 얼굴이 긴 편이면서 약간의 곰보 자국이 있는 인자스러운 할머니가 계셨다. 이 할머니가 20분 정도 주물러준 뒤 지시대로 간간할 정도의 소금물 한 종지를 마시면 체한 것이 내려가곤 했다. 그 치료야말로 자연스럽고 부드러운 기의 작용으로 가장 좋은 치료법이었다. 이 수기술이야말로 전염성 질환이 아닌 이상 인체 혈액을 정혈시키면서 보정강정하는 약을 겸한다면 아주 좋은 치료 방법이다.

카이로프랙틱

건강을 지키기 위해서는 카이로프랙틱이 아주 중요하다. 사람들의 자세만 보아도 그 건강과 나이를 짐작할 수 있다. 꼬부라진 사람, 한쪽으로 기울어진 사람, 뒤틀린 사람들은 결코 건강할 수가 없다.

우리 등 쪽에는 모든 장기의 좋고 나쁨을 나타내는 유혈俞血이 있다. 건강을 지키기 위해서는 자세가 올발라야 하는데 그 자세가 틀어졌을 때 교정하는 것이 카이로프랙틱이다.

디스크로 인한 요통에 두 손에 강한 힘을 주어 늘어뜨려 주면 금방 좋아진다. 그러나 얼마 안 가 다시금 통증으로 고생하게 된다. 그러므로 항상 올바른 자세를 유지해야 한다. 그러기 위해서 근육과 골격과 신경을 강하게 하는 음식이나 약을 먹어주고, 요가와 체조 같은 운동으로 자세를 바로잡아 교정시켜야 한다.

컴퓨터 작업을 오래 하면 등이 굽고 가방이나 물건을 한쪽 편으로 오래 들다 보면 자세가 틀어진다.

등이 굽었을 때 폐유혈 자리인 흉추 4, 5번 쪽의 변형으로 폐기능이 약해진다. 흉추 6, 7번이 변형되면 심장 기능이 나빠지면서 이상이 온다. 굽은 등으로 인해 심폐 기능의 문제가 올 수 있으므로 자세를 바로잡아 준다.

목 디스크나 경추가 편추되면 두통이 오고 치(치아) 기능에 이상이 온다. 이럴 때에는 매일 바로 누운 자세에서 두 손으로 머리를 위와 좌, 우로 번갈아 당겨주고 풍지혈과 견정혈을 지압한다.

신유, 대장유인 요추 3, 4번 자리가 변형되면 디스크가 오게 되고 정력까지도 감퇴한다. 여성은 자궁에 이상이 온다. 배가 많이 나오게 되면 당연히 요추가 활 모양으로 굽어지면서 디스크로 인해 요통이 온다. 이런 경우에 뱃살을 빼야 한다.

요통으로 고생하는 경우 한쪽 엉치뼈가 튀어나오고 다리가 짧아져서 허리를 못 쓰게 된다. 올라간 엉치뼈를 강한 힘으로 눌러주고 다리를 당기면서 펴준다. 한쪽 어깨가 올라가면 반대편 쪽으로 가방이나 물건을 들도록 해서 교정시켜 준다. 습관적으로 한쪽 다리에 힘을 주고 설 때 반대편으로 서고 교정된 뒤부터 교대로 서주어 척추가 기울지 않도록 한다.

잘못된 자세는 직업적이거나 생활습관으로 척추가 기울어 있기 때문인데 자세 교정으로 고칠 수 있다. 예를 들어 디스크와 요통의 경우 비틀어진 자세는 갱년기 장애이거나 노화 과정으로 오

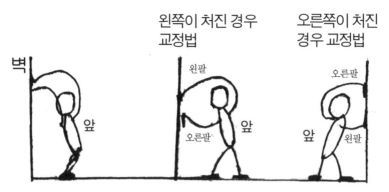

벽

왼쪽이 처진 경우
교정법

오른쪽이 처진
경우 교정법

왼팔

오른팔

오른팔

앞

앞

앞

왼팔

앞으로 굽은 체형의 경우
두 손바닥을 뒤로 젖혀
벽에 닿도록 한다.

기울어진 팔을 위로 가게 하고
올라간 팔을 아래로 가게 해서
벽에다 양 손바닥을 닿게 한다.

는 경우로 보면서 보약을 먹어주어야 한다.

　나이가 들면서 남녀 공히 정기가 떨어지기 때문에 그에 합당한
처방으로 정기를 돕고 보골수 하는 약을 넣어주면 호전된다.

손바닥, 발바닥 지압법

　　　　　　　　손바닥과 발바닥만 잘 주물러 주어도 건강
해진다. 손바닥은 심장에 속하는데 손바닥 가운데를 노궁혈勞宮穴
이라고 해서 뇌와 통하는 혈 자리이다. 옛날 손가락으로 어린애
가 진진하던 자리로서 어린애의 뇌 발달을 위해 그렇게 했다.

　손바닥의 노궁혈과 발바닥의 용천혈湧泉穴이 뇌를 통하는 중풍
치료 혈 자리다.

　손은 매일 무엇을 만지는 일을 하다 보니 저절로 자극되지만,
발바닥은 신을 신은 채 온몸의 무게를 싣고 종일 혈체되어 있으
므로 피로해진다. 그래서 발 지압을 잘 해주어 오장 육부에 혈액
순환을 잘 시켜 주어야 한다.

　발바닥은 신장과 관계가 있다. 신장이 나쁘면 발이 붓고 심하
면 혈압까지 올라가게 된다. 발바닥 가운데 위쪽 조금 꺼진 곳이
용천혈인데 중풍 치료 혈이지만 발 전체가 다 중요하다. 지압법

으로 주물러 자극을 주면 피로가 없어지고 기혈 순환이 잘 되어 몸이 가벼워진다. 열 손가락 끝을 십선혈+宣穴이라고 하는데 중풍 구급법으로 침이나 바늘로 사혈해 줌으로 위기를 모면할 수 있다.

일단 병원에 실려 가기 전에 꼭 시술할 필요가 있다. 운이 좋으면 풍을 막아 치료될 수도 있고 평소에도 자극해 주면 오장 육부의 혈이 잘 돌아 건강해진다. 자극 방법으로 손가락 끝을 마주치게 하거나 비벼준다. 너무 세게 손바닥을 치는 것은 좋지 않다. 어혈만 생긴다.

손톱 안쪽을 소상혈이라고 해서 어린애가 체하거나 경기를 하였을 때 따준다.

평소에 발가락 전체가 모든 혈이라 생각하고 잘 주무르고 만져주어 자극을 줌으로써 건강관리에 첩경이 된다.

요가와 숨 고르기 보건체조

건강 장수를 원한다면 모든 운동이 다 해당하겠지만 선도 수련을 하는 수련자가 오래 앉은 자세에서 몸을 풀기 위해 한 것이 인도의 요가다. 요가는 유연한 동작으로 굴신 운동을 할 때 숨을 실어주면서 굽힐 때 숨을 내쉬고, 펼 때 숨을 들이쉬는 것이다. 이렇게 할 때 동작을 천천히 하면서 숨을 실어주지 않으면 별 효과가 없다.

지난날 동적인 음악에 맞추어 활발하게 동작하는 에어로빅이 유행했으나 요즘엔 정적 운동인 요가로 바뀌었다.

숨을 가쁘게 몰아쉬면서 하는 에어로빅보다 숨을 고르게 길게 쉬는 요가가 유산소 운동으로 최고의 효과가 있다. 숨을 길게 쉼으로 산소가 온몸 혈관에 고르게 퍼지면서 노폐물이 빠져나가기 때문이다.

태극권의 동작 역시 아주 느려 유산소 운동이 되면서 기공이

제대로 이루어지는 것이다. 요가나 태극권의 동작이 다소 어려우므로 일반 체조로서 같은 효력을 볼 수 있는 것이 숨 고르기 보건체조이다.

이것은 필자가 창안한 것으로 어렵게 요가나 태극권 동작을 배우지 않아도 자연스레 혼자서 할 수 있는 것이 장점이다. 그 방법으로 팔다리 운동이나 허리 굽히기 같은 모든 동작에서 펼 때 숨을 들이쉬고 오므릴 때 숨을 내쉬면서 가능한 한 천천히 하면 된다.

우리가 보통 하듯이 급히 숨을 쉬면서 빠르게 동작을 하면 효과가 없다. 보통 보건체조를 다 하는 데 5분 정도 걸린다면 그보다 3배 이상인 15분에서 20분 정도 하면 된다.

천천히 길게 할수록 효과가 있고 고수라고 할 수 있다. 숨 고르기 보건체조는 누구나 쉽게 할 수 있고 교습비도 들지 않으면서 언제 어디서나 요가에 버금가는 효과를 볼 수 있다.

단전호흡법

　　건강하게 살려면 숨을 길게 쉬도록 노력해
야 한다. 숨을 길게 쉬는 동물들이 장수하기 때문이다. 숨을 길게
쉬는 거북이, 코끼리, 학과 같은 동물은 기백 년을 사는가 하면 숨
을 짧게 쉬는 개나 쥐 같은 동물은 수명이 짧다.

　　대체로 인간은 아무 생각이 없는 어린애일 때 복식호흡을 하다
가 나이가 들면서 4~5초 정도 흉식호흡을 하게 된다.

　　성경에 옛사람들이 수백 년 살았다는 기록이 있고, 중국에 팽
조나 동방삭은 천 년 가까이 살았다고 한다. 이들은 틀림없이 복
식호흡을 하였을 것이다. 장수하려면 흉식호흡을 복식호흡으로
바꿔야 한다. 복식호흡보다 더욱 좋은 것은 임의호흡인 단전호흡
이다.

　　단전호흡은 되도록 조용한 곳에서 가부좌나, 가부좌가 어려운
경우에는 반가부좌 자세로 눈을 감고 조용히 하나, 둘, 셋 하고 혹

은 불교 신자라면 나무아미타불 관세음보살이나 불경을 외고 기독교, 가톨릭 신자라면 기도문을 외면서 내쉬는 숨을 5초 한다면 들이쉬는 숨을 역시 5초 해서 도합 10초 호흡을 한다.

처음에는 10초 정도도 어렵지만, 수련을 거듭함에 따라 삼십 초 가까이 가능하고 고수가 되면 5분, 10분도 쉽게 할 수 있다.

옛사람들이 장수할 수 있었던 것은 그때만 해도 세상이 복잡하지 않고 단순한 환경에서 생활을 하다 보니 자연적으로 복식호흡을 하게 되었을 것이고 숨이 길어지므로 장수할 수 있었던 것으로 본다.

오늘날에는 인간관계가 복잡해지고 신경을 많이 쓰면서 흉식호흡으로 숨이 짧아지게 되었다. 대체로 흉식호흡은 4~5초 정도로 짧은데 심장병 환자의 경우 더욱 짧아지면서 마침내 숨이 코끝에 닿으면 사망하게 된다. 계속 숨을 쉬고 있다면 죽지 않을 것이다.

단전호흡법은 고요히 고르게 깊게 가늘게 천천히 여유 있게 끊어지지 않게 하는 것이다. 어쨌든 길게 쉬다 보면 저절로 이루어지게 된다.

숨을 길게 쉬다 보면 단전에 기가 쌓이면서 기 덩어리가 생긴다. 기 덩어리가 동맥을 타고 백회라고 하는 정수리까지 올라갔다가 숨을 내쉴 때 임맥을 타고 배꼽 밑 세 치 아래 단전에 되돌아오게 된다. 이렇게 숨을 한 번 쉴 때마다 일 회전 하게 된다. 결국,

기에 숨이 따라가면서 호흡을 하다 보면 무병장수하게 된다.

호흡의 과정에서 진동이 오게 되고 더 나아가 주천하는데 소주천, 대주천, 전신주천 마침내 환허합도에 이르게 된다.

3장

일상생활 건강관리법

뜸을 자주 뜨라

건강 장수하려면 뜸을 자주 뜨자!

어느 사람이라도 중년기 이상 노년기에 들어가면 대개가 만성 질병을 앓고 있다고 해도 과언이 아니다. 만성 질병에는 침보다 뜸이 우세하다. 뜨겁고 고통스러우면서 흉터를 남기는 문제가 있기는 하나 기술적으로 잘 뜨면 상처도 덜 생기고 고통도 감소한다.

뜸은 거의 민간요법에 가깝다. 집에서 각자의 아시혈(통처)에 상처 크기에 따라 콩알만 하게 뜨는 때도 있지만, 대개 쌀알 정도에 쑥을 비벼놓고 향불로 붙여 타도록 두면 된다.

그게 어려우면 제품으로 되어 나오는 쑥뜸을 사서 뜨면 되는데 전혀 뜨겁지 않게 뜨면 효과가 없다. 모든 급만성 질환에 신효하게 잘 든다. 통증이 금방 사라지고 염증이나 종기가 몇 번의 시술만으로도 치료된다. 다친 타박상이나 장기의 염증에 해당하는 유혈瘀血에다가 뜸을 뜬다. 심지어 암 종류에도 효과가 있다. 병이 심할수록 장시일 여러 장을 뜬다.

가벼운 것은 한두 장으로 낫는다. 발에 굳은살이나 티눈 같은 것은 수술할 필요 없이 두서너 번 뜨면 당장에 삭아버린다.

수술하는 경우에 다량의 피가 나오고, 상처가 아무는 데 시간이 필요하고 불편하다. 그러나 뜸으로 간단히 해결되는 것만 보아도 뜸의 효력을 알 수 있다. 거의 만병통치적인 역할을 한다.

단전(배꼽에서 손가락 세 개 겹친 밑 부분)에 수시로 뜸을 뜨면 안색이 좋아지고 모든 질병에서 해방되면서 건강해진다. 이런 경우에 보약을 겸하면 더욱 좋다. 만성 질병에 오래 뜸을 뜨게 되면 체력이 달리면서 치료가 힘들어진다. 그럴 때 병증에 해당하는 보약을 겸하면 확실한 효과로 고생하지 않고 빨리 치료된다.

단전에 뜸은 모든 병을 예방하고 장수할 수 있다. 직접 뜸을 뜨면 화상을 입거나 뜨겁지만, 시중에 팔고 있는 뜸 쑥기로 뜨는 것도 무방하고 같은 효과가 있다. 구급용으로 뜸 쑥을 갖고 다니다가 등산할 때나 불의의 사고로 다쳤을 때도 그 자리에 뜸을 뜨면 쉽게 걸을 수 있게 된다. 하나라도 배워 익혀서 이용한다면 건강 장수 지름길이 된다.

눈을 자주 감아라

간이 나쁘면 눈에 영향을 준다. 간염을 앓고 있으면 눈이 노랗고 혼탁하나 반대로 눈에 흑백이 분명하고 맑고 광채가 나면 그 사람은 정기가 충만한 사람이다. 그러니까 눈 건강을 위해서는 보신보간하는 보약을 먹어주어야 한다.

뇌가 인체에서 가장 에너지가 많이 소모된다는데, 그보다 눈이 더 많이 소모된다. 그러므로 눈 관리가 잘되어야 한다. 눈이 피로하지 않도록 자주 감아주고 명상에 잠기면 뇌가 편안해지면서 심신이 안정된다.

현대인들은 컴퓨터 작업으로 눈이 피로해지기 쉽다. 창문을 열고 창공을 향해 눈을 자주 감으면 눈의 피로가 풀린다. 그것이 안 되면 파란 커튼에 파란 벽지를 보면 눈 관리에 도움이 된다. 파란색은 눈을 시원하게 해준다. 눈은 열을 싫어하므로 찬물로 씻으면 좋다.

시력을 나쁘게 하는 생활습관은 담배를 자주 피우는 것과 술을 과도하게 마시는 것이다. 이는 눈을 혹사하는 것이다. 시력을 좋게 하려면 평소에 구기자, 복분자, 결명자차를 꾸준히 복용하면 좋다. 구기자는 보를 하고 결명자는 독성을 빼는 사 작용을 한다. 지구자도 결명자와 같은 역할을 하는데 결명자차는 조금 냉하므로 열이 많은 비만 체질에 잘 받는다.

냉한 체질은 감국(국화)차가 바람직하다. 감국은 바람머리(두통), 고혈압에 좋은 효과를 본다. 물리적 방법으로는 손을 깨끗이 씻고 세수할 때 손가락으로 수십 회 눈알을 골고루 문질러 준다. 눈의 혈액순환이 잘되고 피로를 풀어줌으로써 건강한 눈이 된다. 눈은 사십 대 이후부터 간 기능이 쇠퇴하면서 이상이 온다.

시력은 정력과도 관계가 있다. 흐릿한 눈은 정력이 감퇴한 증거이다. 시력을 좋게 하기 위한 처방으로 사물탕이나 육미지황탕, 십전대보탕에 한방 오자에 속하는 구기자, 복분자, 사상자, 토사자, 오미자를 가미해서 쓴다.

결명자, 지구자, 감국 같은 사하는 약을 보약에 가미해서 복용하면 건강한 눈과 함께 장수의 비결이 된다. 안경을 쓸 때 안경 테가 지나가는 자리(관자놀이)는 소양경락이 지나가는 혈 자리로 그곳을 자주 지압해 주면 눈의 피로를 덜 수 있다. 특히 푸른 창공이나 푸른 바다를 바라보면 눈의 피로가 가시면서 시원해지는 효과를 볼 것이다.

발성을 좋게 하라

　　　　사람의 음성은 타고나기도 하지만 노력 여하에 따라 그리고 건강관리가 잘되면 좋은 음성을 가질 수 있다. 음성이야말로 얼굴 모습 다음으로 매력을 갖춘 그 사람의 품위까지도 보여준다는 것을 알 수 있다.

　좋은 음성을 가지려 해도 기가 빠지고 건강이 나빠지면 기어들어 가는 소리를 하게 된다. 그리고 폐기가 약해서 기관지 쪽이 나쁘고 코에 비후성이 있거나 축농증 같은 증세가 있으면 음성이 고울 수 없다.

　음성은 폐기에서 우러나오므로 그 사람의 건강을 알 수 있다. 그리고 허스키한 목소리를 가진 사람들은 대개 호흡기 쪽이 좋지 않다. 폐암 같은 병을 초래케 하는 경우도 더러 있다. 음성이 맑고 강할수록 건강한 사람이다.

　음성은 단전에서 우러나와야 한다. 단전에 힘이 있는 사람은 그만큼 정기가 왕성하고 건강하다. 그러므로 단전을 강화하기 위해 단전호흡과 함께 양기를 돕는 약을 먹으면 장수비결이 된다. 한방에 이론 중 문진聞診이라고 해서 목소리를 듣고 병을 진단하기도 하는데 단전에서 우러나오는 음성이라면 무병 건강하다는 것을 알 수 있다.

양기를 돕는 처방으로 육미지황탕(숙지황 8냥, 산약 4냥, 산수유 4냥, 맥문동, 목단피, 택사는 각 3냥)에다가 오자(구기자, 오미자, 사상자, 토사자, 복분자), 녹용, 녹각, 파극, 육종용, 쇄양, 파고지, 음양각, 야관문, 선모, 원지, 구자, 해마, 귀갑, 원잠아, 동충하초 같은 약들을 가미해서 쓸 수 있다.

그중에 파고지라는 약에는 재미있는 이야기가 있다. 한 선비가 과거를 보기 위해 집을 떠나 절에서 공부에 열중하게 되었는데 스님이 매일 녹두알 크기의 새카만 약을 먹으라고 주었다. 그것을 복용한 뒤 어느 날 갑자기 양기가 발동해서 자위행위를 하게 되었다. 정력이 얼마나 세었던지 정액이 창호지를 뚫고 나갔다. 그리하여 파할 파 자에 종이 지 자로 하여 약명을 파고지破古紙라고 부르게 되었다고 한다.

또 한 가지 쇄양이라는 약은 한 농부가 장복하다 보니 정력이 넘쳐나 오입이란 오입을 다 하게 되자 그 아내가 화가 나서 그 약을 마당에 내버리자 닭들이 쪼아 먹고는 흥분하여 서로의 벼슬을 물어뜯어 벗겨져 처방명을 범두탕凡頭燙이라고 했다.

음양곽은 중국 산둥성 지방에서 양들이 이 약을 먹고 하루 백 번씩 교미한다는 말도 있다. 야관문夜關門은 글자 그대로 밤에 문을 관통한다는 의미이다.

사상자蛇床子는 뱀이 이 풀을 먹는다고 사상자라 하고 복분자覆盆子는 어느 부인이 복분자딸기를 장복한 끝에 요강에다 오줌을 누니까 요강이 엎어졌다고 붙은 이름이다.

또한 육미지황탕의 숙지황이야말로 양기를 돕는 제1약이다. 강요슬하고 골수를 채우는데 타 약이 따라갈 수 없는 제1의 보약이 된다. 양기를 돕는 처방으로 이상 열거한 약들을 고루 배합한 연연고본단延年固本丹(문자 그대로 나이를 먹지 않고 고정한다는 뜻)이나 음양쌍보음陰陽雙補飮을 쓴다.

체질에 따라서 처방을 내어 복용한다면 모든 질병에서 헤어날 수 있을 것이다. 대체로 소음인은 연연고본단을 쓰고, 소양인과 태음인은 음양쌍보음을 쓰면 좋을 것이다.

파고지 같은 약은 소음인에게 잘 받는 약이다. 많이 먹으면 변비가 올 수 있다. 그러나 냉한 소음인에게는 적합한 약이다. 숙지황, 쇄양, 육종용 같은 약은 변을 묽게 나오게 함으로 변비에 좋고 양성 체질에 잘 받는 약이다.

체질과 증상에 따른 처방이 더 좋은 효과를 볼 수 있다.

일광욕

　　　　일광욕은 사람을 건강하게 한다. 햇빛은 비타민D로 골격을 형성하게 하는 데 꼭 필요한 것이다. 여름 한 철 동안 해수욕장에서 그을린 사람은 한 해 동안 감기를 앓지 않는다. 옛날에는 여름 해수욕장에서 몸을 그을리는 것을 자랑으로 여기면서 부러워한 때도 있었다. 당시에는 경제 사정으로 해수욕을 아무나 할 수 있는 것이 아니었다.

　햇볕에 그을린 농부들은 감기도 잘 앓지 않을뿐더러 타 질병에도 면역력을 가진다. 검게 그을린 피부에 감기 바이러스가 침투할 수 없다. 미용상 문제라면 선크림을 바르거나 모자를 쓰면 된다.

　필자가 한방을 하기 전에 어린 아들 녀석과 함께 감기에 걸려 고생한 적이 있다. 약을 먹어도 낫지 않고 한 달 여름 내내 기침으로 고생을 했다. 그래서 도시락을 싸들고 팔달교 앞 모래사장에서 햇볕을 쬐면서 하루를 보내고 다음 날 신천강 변에서 하루를 보냈다. 그러자 한 달 내내 그처럼 떨어지지 않고 괴롭히던 감기란 놈이 어디로 도망가고 깨끗이 나은 경험이 있다. 그런 경험을 한 뒤부터 일광욕이 어떤 약보다 효과가 있다는 것을 알게 되었다.

일광욕의 요령은 집에서라면 가장 햇빛이 강렬한 오후 1, 2시쯤에서 팬티만 입은 나체로 야외용 침대에 눕거나 엎드려 햇빛을 매일 한 시간 이상 쪼여 주면 된다. 갈증이 생기면 물을 마셔가면서 한다. 피부가 건성이면서 아주 쇠약한 사람은 시간 조절을 하면서 주의하고 진액이 충분한 약들을 먹어주면 피부암 같은 위험에서도 예방이 된다.

피부암이라는 것이 햇빛을 쐰다고 해서 온다고는 할 수 없다. 백문이 불여일견이다. 일광욕의 효과를 체험해 보면 알 수 있다.

목욕법

목욕을 거의 매일 하다시피 해서 나쁠 게 없다. 따뜻한 물에 몸을 담가 세신을 하면서 피부를 문지르고 했을 때 당연히 혈액순환이 잘 된다. 또 땀을 내주면 몸에 쌓인 노폐물이 배출된다. 그래서 신경통, 근육통, 관절염, 소화불량도 좋은 효과를 보면서 인체에 모든 장기가 싱싱해지고 편해진다.

생각해 보면 옛날에는 일 년에 추석, 설 명절에 한두 번 했다. 그 시절에 비하면 지금은 건강상 위생적인 면에서 많은 혜택을 누리고 있다. 우리는 이처럼 좋은 시대에 살고 있다. 목욕탕에 가 보면 모두 너무 잘 먹어 배가 북태산처럼 불러 만삭이 된 임산부 같다.

이들 모두가 지방간에 시달리고 있는 처지이다. 지난날 못 먹어 말라비틀어진 이들이 보면 부러울 일이지만 못 먹어서 오는 병이건 잘 먹어서 오는 병이건 간에 다 바람직스럽지 못하다.

마른 체질이든 비만 체질이든 적절히 조절해서 건강을 유지해야 할 것이다.

목욕할 때 어떤 이들은 교대로 온탕에서 냉탕으로, 냉탕에서 온탕으로 뛰어드는데 이것은 위험한 일이다. 심장이 약한 이들이나 노쇠한 이들이 그렇게 했다가는 심장마비나 중풍을 맞기 십상이다.

아주 건강한 분이었는데, 더운 날씨에 여행을 가서 나이아가라 폭포수를 맞고 중풍에 걸려 귀국해서 자리에 누워 고생한 이도 있었다. 이처럼 냉·온탕 요법은 평소 건강관리가 잘된 사람도 일순간 병을 만날 수 있다.

온탕에서 반신욕을 하면 기혈 순환이 잘 되어 건강해질 수 있는데도 하필 무리하게 처신하는 것은 좋지 않은 결과를 초래케 한다. 꼭 냉·온탕이 하고 싶다면 서서히 하는 것으로 위험을 피할 수 있다.

소금 요법

소금의 해독이 널리 알려지면서부터 모든 식당이나 가정의 음식을 싱겁게 먹는 게 일상화되었다. 그런데 소금을 적게 먹어야 장수할 수 있다고 한 황수관 박사 자신은 단명하여 죽고 말았다. 난센스가 아닌가!

우리 선조들은 살기 어려워 음식을 짜게 해서 먹음으로 음식도 절약할 수 있었고, 부패를 막기 위해 소금에 음식을 절여 먹었다.

이런 우스개 이야기가 있다. 자린고비 이야기이다. 자린고비가 소금에 절인 조기 한 마리를 천장에 달아 놓고 밥 한 술 먹을 때마다 한 번씩 쳐다보았다. 그런데 아들이 잘못해서 두 번 쳐다보자 자린고비가 "너 이 녀석! 물 쓰겠다! 두 번이나 쳐다보았으니까!" 하자 부엌에 있던 아내가 "조깃값 떨어지고 물값 오르게 생겼군." 하더란 것이다.

실상 너무 싱겁게 먹으면 음식 맛이 없고 소화도 잘 되지 않는다. 음식에 적당량의 소금이 들어가야 소화도 잘 되지만 너무 싱거우면 구역질이 난다. 또 체했을 때 간간한 소금물을 먹으면 금방 내려간다. 이처럼 소화제 역할도 한다.

물을 적당량 먹어주면 소금의 해가 없어진다. 물이 소금을 희석해 신장의 부담을 덜어주기 때문이다. 설탕 역시 너무 많이 먹으면 췌장에 부담을 주지만 그 대신 물을 많이 마셔주면 지장이 없다.

신장병 환자나 당뇨병 환자에게도 일부 주의해서 섭취해야 하는 경우를 제외하고는 대다수 적당량의 소금과 설탕은 유익하다. 소금은 균을 발생하지 못하게 하는 소독제나 다름이 없다. 바닷고기는 날것을 먹어도 괜찮은데 민물고기는 디스토마 균에 감염되는 것만 보아도 소금이 부족하면 항균작용이 무력해지고 면역력까지도 떨어짐을 알 수 있다.

또 하루 3회 식사 후 소금 양치를 하였을 때 충치가 예방되면서 치아가 건강해진다.

과량 섭취는 문제가 되지만 너무 적은 양의 섭취도 문제가 있다. 과량 섭취할 때 물을 많이 먹어주면 더러운 병균들이 노폐물로 씻겨 나가므로 더 건강해질 수가 있다. 짜게 먹으면 물이 쓰이는 것도 인체가 알아서 작용하기 때문에 염분을 필요 이상 겁낼 이유가 없다.

한 가지가 좋다고 하면 마구 먹어대지만 해롭다고 하면 전혀 먹지 않으면서 피하는 것도 상식에 어긋나는 일이다.

　한때 목욕탕에서 소금 사우나를 엄청나게 하다가 소금이 해롭다니까 멀리하는 것만 보아도 그렇다. 그러나 소금으로 문지르고 땀을 흘리면 웬만한 피부의 독소가 피막에서 제거되고 몸이 가벼워지는 것이 사실이다.

　어쨌든 항균 작용을 위해 부패되지 않는 소금, 설탕, 식초 같은 부식물을 잘 섭취하면 건강 장수를 도모하는 길이 될 것이다.

　한때는 죽염이 유행했었다. 대나무에 소금을 채워 열을 가해 흐르는 소금 액체를 정제해 만병통치 역할을 한 것이 죽염이다. 좋다고 하니까 그때만 해도 많이들 애용하던 때가 있었다. 값이 고가라서 그렇지 일반 소금보다 효과 면에서 우수한 것은 사실이다.

단식 요법

단식 요법으로 만병통치를 한다는데, 생각해 보면 우리는 평생을 두고 먹지 않고는 못 배긴다.

탄광 지역 광부들이 갱도에 갇혔을 때나 특정 정치인들이 관심을 끌기 위해 하는 단식 이외에는 병을 고친다고 해도 단식할 엄두를 못 낸다. 한다고 해도 인내하지 못하고 중도에 하차하게 되는 수가 많다. 그만큼 배고픔에 대한 생리적 본능은 극복하기가 어렵다.

우리 인체의 장기도 쉴 틈을 주어야 하는데 대다수 사람은 나서 죽기까지 하루라도 먹지 않고는 못 배긴다.

그러나 단식은 모든 병들 특히 비만으로 오는 지방간, 간 경화, 위장병, 당뇨, 고혈압, 고지혈증, 동맥경화 같은 질병에서 해방될 수 있다.

만성 고질로 병이 클수록 단식일을 길게 잡아야 하고 시시한

잡병들은 몇 때만 굶어도 좋아진다. 단식할 때 주의할 점은 혼자서 하기 어렵다는 것이다. 옆에 보호할 수 있는 지도자가 필요하다.

단식을 끝냈을 때가 문제이다. 갑작스러운 시식은 병을 악화시키는 결과를 초래한다.

보호자의 지도 아래 미음으로 시작해서 죽으로, 죽에서 일반식으로 점차 진행해 나가야 한다. 식욕이 왕성해졌다고 폭식을 하면 고통스럽게 한 단식의 효과는커녕 더 나쁜 결과를 초래하므로 세심한 주의를 필요로 한다.

큰 걸 얻으려면 그만큼 희생도 큰 것이다. 대체로 시간이 허용되지 않거나 결단력 부족으로 단식의 어려움이 있지만, 과감히 실행함으로써 병고에서 보람된 건강을 찾을 수 있을 것이다.

자연을 벗 삼아라

TV에서 자연인에 관한 이야기가 많이 나온다. 사업 실패로 고민 끝에 우울증으로 병을 얻게 되자 모든 것을 버리고 자연으로 돌아가 생활함으로써 건강하게 살아간다는 내용이다. 실제 암에 걸려 입산하여 생활한 결과 암을 극복한 이가 필자의 주변에도 있었다.

모든 것을 잊어버리고 자연 속에 파묻히다 보니까 건강 제1조건인 근심·걱정을 하지 말라는 조건이 충족되는 것이다. 도시의 탁한 공기에서 해방되어 오염되지 않은 신선한 맑은 공기를 듬뿍 마실 수 있었던 것이 치유의 원인이 되었다. 이런 환경이 인체를 무병 건강체로 만들어 준다.

반대로 백화점 같은 곳에서 쇼핑을 하고 나면 몸이 무겁고 피로해지는 것으로 보아 오염된 공기를 매일 마시는 것이 병독의 원인이 된다.

물 좋고 공기 좋고 햇빛이 잘 드는 이런 명당의 조건을 갖춘 자연 속에 살아간다면 무병장수하는 것은 당연하다. 큰 병이 들면 아예 보따리를 싸 들고 입산해야 하겠지만 직업을 가지고 먹고 살다 보니 그게 쉬운 일이 아니다.

그러니 시간 나는 대로 틈틈이 야외로 나가 산림욕도 하고 등산도 하면서 전원 속에서 시간을 보낸다면 몸속에 오염된 독소를 정화해 건강에 도움이 될 것이다. 그러므로 많은 시간 자연을 벗삼아 사는 것이 장수의 비결임을 알 수 있다.

4장

동서 의학의 비교론

동양 의술은 철학이고 한약은 생약이다

오늘날 세상에 모든 것들이 소멸하고 이용 가치가 전혀 없어져 버려도 오직 한의약만은 다르다. 문명이 눈부시게 발달한 이 시대에 그래도 존속하면서 병마를 퇴치하고, 만인에게 유용하게 쓰일 수 있는 까닭은 한의학이 철학이기 때문이다.

모든 옛 산업들, 케케묵은 옛것들은 시대가 발전해 감에 따라 쓸모가 없어져 버렸다. 오늘날 교통수단으로 자동차를 이용함에 따라 인력거나 마차가 쓸모없게 되었고, 전기 사정이 좋아지면서 호롱불이나 등잔불이 사라졌다.

그 외에도 베틀이나 물레방아, 요강이나 달비, 윤디 등등 이루 말할 수 없을 정도로 이름조차 알 수 없는 생필품이나 제 산업들이 사라졌다. 그런데 오직 한의학만이 존속할 수 있었던 것은 이상스럽고 경이롭다. 그것은 우주학인 음양오행에 동양철학을 바탕으로 창안되었으므로 인체는 소우주이기 때문에 영구불변할 수 있었다.

장차 지금 세대에 아무리 발전된 문물이라 할지라도 세월이 지나면 변화되어 가치성이 퇴보할 수밖에 없지만, 오직 우주철학을 기초로 한 한의학은 영구불변적으로 인류를 병마의 고통 속에서 구제할 수 있다는 사실을 부인할 수 없다.

그에 따라 한약 역시도 세상 끝날 때까지 영속적으로 변치 않고 인류를 위해 활용될 것이다. 한약은 생약이기 때문에 영구적으로 변하지 않는다. 그것은 감초가 인삼이 될 수 없고, 인삼이 감초가 될 수 없기 때문이다. 이래서 한의는 철학이고 한약은 생약이기 때문에 시대가 바뀐다 해도 영구불변적으로 인류 구제를 위해 쓰일 수 있다.

동양의학은 내과 의술이다

동양의학이 서양의학을 따라갈 수 없는 것은 외과 의술이 백지 상태이면서 내과 의술만이 존속해 온 때문이다. 왜 그렇게 되었을까?

중국 삼국시대 화타가 마불산麻佛散이란 마취제를 사용하여 수술했다는 기록이 있다.

그 일례로 조조가 뇌종양으로 미쳐 날뛰다가 화타에게 진찰을 받은 결과 뇌의 혹을 수술로 떼어내어야 한다는 말을 들었다. 의심이 많은 조조는 수술을 핑계 삼아 죽일 수도 있다는 생각에 화타를 옥에 가두어 처형하게 된다.

화타는 죽음이 두렵지만, 그가 평생 닦아온 경험 방을 후세에 전하지도 못하고 사장하게 된다는 걱정으로 전전긍긍한다. 마침 옥지기가 사람됨이 진실하다는 것을 알고 그에게 경험 방을 내어주면서 병고에 허덕이는 인류를 위해 헌신하라고 부탁하고 처형

당하게 된다.

　옥지기는 화타의 유언대로 열심히 침식을 잊다시피 하면서 연구에 몰두했다. 어느 날 일을 마치고 집에 돌아왔을 때, 이게 웬일인가, 화타가 전해준 경험 방이 불에 타고 있지 않은가. 그것은 옥지기의 아내가 남편이 경험 방을 연구하느라 자신을 거들떠보지도 않고 공부에만 열중하는데 불만을 가졌다. 또 화타가 그 경험 방 때문에 죽임을 당했는데 남편 역시도 화타처럼 화근을 당할 것이라는 아낙의 속 좁은 생각에 남편이 그토록 소중하게 다루던 경험 방을 불태우고 있던 것이었다.

　옥지기가 깜짝 놀라 황급히 아낙네를 걷어차면서 불을 끄고 보니 외과 편은 이미 불타 없어지고 내과 편만 남게 되어 후세에 전해질 수 있었다고 한다. 어쨌거나 건강 장수를 위해 양방이니 한방이니 따질 것이 아니라 피차 장점을 살려 병마를 퇴치하는 데 전력을 다하는 것이 의자醫者의 진실한 도리라 여겨진다.

한의학은 본치요법이다

내과 의술에서 서양의학은 병명을 알아야 약을 쓸 수 있는 데 비해 동양의학은 병명이 없어도 체질이나 증세에 따라 약을 쓰기 때문에 어떠한 병이든 치료가 가능하다.

양방은 환자를 치료하면서 내과, 안과, 이비인후과, 피부과, 소아청소년과, 부인과 등을 분리해서 치료를 받아야 하지만 한방은 여러 전문분야를 나누지 않고 여러 가지 병증을 종합적으로 치료할 수 있는 장점이 있다.

내과적 치료에 있어서 양방의 불치병을 한방에서 치유할 수 있는 경우가 허다하다. 왜냐하면, 한방의 원리는 기본 체력을 보강함으로 면역력을 키워 어떠한 질병도 예방할 수 있게 하기 때문이다.

대체로 생신혈生新血과 소어혈消瘀血, 다시 말해, 묵은 나쁜 피를 없애고 새 피를 살려 줌으로 모든 질병에서 벗어날 수 있다고

할 것이다. 생혈生血 · 보혈補血해서 행혈行血 · 활혈活血하므로 혈액
순환이 잘되고 청혈, 피를 맑게 함으로 무병 체질이 될 수 있다.

　양방은 병을 치료하기 위해 분야적 진단을 하므로 시간과 경비
문제로 힘들어진다. 예를 들어 피부병으로 치료를 받아도 낫지
않을 때 한방에서는 간을 해독하고 피를 맑게 해 줌으로써 피부
병이 근본적으로 해결되는 경우를 보아 한방은 본치가 된다. 그
래서 동양의학은 내과적 의술로서 그 우수성이 인정됨을 알 수
있다.

한의학은 종합적 치료다

　　　　　　　신의학은 전문화, 세분된 것에 비해 한의학은 종합적 치료를 한다. 예를 들어 눈이 침침하면 특별히 전문적 안과 치료를 받지 않고 십전대보탕에 구기자, 지구자, 결명자, 차전자, 감국, 만형자 같은 약을 쓴다. 또 귀에 염증이 있으면 이비인후과란 분야별 치료를 대신해 사물탕에 연교, 금은화, 포공령 같은 약을 쓴다.

　또 인후염이라면 팔물탕에다가 산두근, 길경, 황금 같은 약을 쓰고, 내과적으로 소화불량이 있으면 평위산(창출, 진피, 후박, 감초)을 쓰고, 비뇨기과 신장염으로 소변에 문제가 있으면 육미지황원에 백복령, 택사, 저령을 쓴다.

　피부병에는 자초, 지실, 백선피, 화피, 우방자 같은 약을 쓰고, 심장이 나빠 가슴이 두근거리고 답답할 때 귀비탕에다 황련, 향부자, 소엽을 쓰고, 간이 나쁘면 시호, 용담초, 인진을, 체형에 따라 보약補藥이나 사약瀉藥을 겸해서 쓴다. 장이 나쁘면 증상에 따라 빈랑, 괴화, 진교, 가자, 육두구, 저근백피를 써서 치료가 가능하다.

게다가 장점으로 진액을 도우면서 혈액순환을 도와 피를 맑게 할 뿐 아니라 인체 기능의 면역력을 키워 신약으로 손을 쓸 수 없는 고질 만성 질병을 고칠 수 있는 특성이 있다. 급성질환이 제때에 치료가 되지 않으면 고질적 만성질환으로 고생하게 되는데 이런 상황에도 한약으로 체질을 바꿔 완치가 가능하다.

이처럼 한약은 전문화, 세분화하지 않고 종합적인 치료를 함으로써 편리한 의술의 장점을 갖고 있다고 할 수 있다.

한의학은 양생의술이다

한의학은 치료도 치료지만 병을 치료하기 전에 평소 떨어진 체력을 보강해서 면역력을 키워 병을 예방하는 양생의학이다.

대부분 보정, 강장, 보신하는 약들이 많다. 그렇다 보니 다분히 대중적 서양의학보다 개별 개인적 양생의학으로서 발전해 왔다. 그런 면에서 서양의학과 비교하면 뒤지는 면도 있지만, 예방 차원에서 면역력을 키워 건강을 지킬 수 있는 점에서는 유리하다고 본다.

병이 만성화되거나 내성으로 하여 신약으로 치료가 어려울 때는 체력을 보강해 치료할 수 있다. 예를 들어 고령의 여자 노인이 요실금으로 하여 병원을 여기저기 다녀도 치료가 어려워 큰 대학병원에 갔더니 처방약을 복용한 결과 요실금이 치료되었다. 하지만 그 부작용으로 대변도 막혀 며칠 만에 염소똥같이 되어 손으로 파낼 지경이 되었다고 한다. 이래 가지고서야 요실금이 치료 되었다고 좋아하기 전에 부작용이 더 크다. 한방에서 보중익기탕 이나 십전대보 같은 보약에다 구자(정구지씨), 익지인, 오약 같은 약을 처방해서 먹으면 특별한 경우를 제외한 칠십 대의 요실금도 치료가 가능할뿐더러 부작용이란 전혀 없다.

요실금은 노쇠, 기허 증상이다. 당연히 보약으로 기를 도와야 하므로 결국 양생의술이라 할 수 있다.

그 외에도 피부질환으로 부신피질 호르몬제인 스테로이드제를 쓰게 되는데 효과를 보지 못했을 경우 장복한다면 그 부작용으로 골다공증과 더불어 신장 기능과 몸을 망치는 결과가 올 수 있다. 그럴 때 한약은 간을 해독시키는 약을 쓰므로 피부도 치료된다. 피부병의 독소는 간에서 온다. 한방의 인진오령산(소음인 처방), 용담사간탕(태음인, 소양인 처방)에다가 우방자(우엉씨), 지실(탱자) 같은 약들을 가미하여 쓰면 거의 치료가 가능하다.

이렇게 고질 만성질환을 한약으로 치료했을 때 그 우수성을 인정하지 않을 수 없다. 양방이 우수하냐 한방이 우수하냐 따질 것이 아니라 양한방을 일원화한다면 피차 장점을 보강 활용해 더욱 좋은 결과를 얻을 수 있다고 본다.

5장

한의학의 특수성

명의가 따로 없다

명의라고 하면 화타와 편작을 회자한다. 화타는 조조의 뇌 수술을 하려다가 의심을 받아 조조에게 죽임을 당하였지만, 그는 마불산麻佛散이란 마취제로 수술까지 했던 유명한 명의이다.

편작은 춘추 전국시대 인물로 임금을 보고 병이 피부에 있으니 약을 쓰도록 권유하였으나 임금은 아무렇지도 않아 무심코 듣고 관심을 가지지 않았다. 그로부터 얼마 뒤 편작이 임금을 보고 지금 병중이 속 깊이 들어가 있으니 머지않아 골수로 들어가기 전에 약을 써야 한다고 권하였으나 임금은 그때까지도 별 이상을 느끼지 않아 헛소리로 듣고 무시해 버렸다.

그리고 얼마가 지난 뒤 편작이 임금을 보더니 더 아무 말도 하지 않고 도망쳐 버렸다. 측근이 그 이유를 물은즉, 임금의 병이 골수로 들어갔으니 죽을 일만이 남았기 때문에 도망치지 않으면 자신이 그 화근을 입을 것이기 때문이라고 했다. 임금이 제 잘못은 생각지 않고 화풀이로 자신을 죽일 것이 분명하므로 삼십육계 줄행랑이 자신의 살길이라고 했다.

그 외에도 편작의 의술에 관한 이야기가 많다. 아무리 해도 못 고치는 병은 화타 편작이 와도 안 된다는 속어가 생긴 것이다. 그러나 이런 화타 편작이 명의이기는 하나 그 명의가 따로 없다. 노력한 결실에 따라 누구라도 명의가 될 수 있다. 그중에는 허준 선생도 명의라 할 수 있지만 그렇게 되기까지 많은 경험과 노력으로 터득해야 할 것이다.

통찰력은 명의의 조건이다. 허준 선생은 서자로 태어나 그 어머니와 함께 살던 곳에서 배를 타고 산청으로 이주했다. 그때 모친이 갑자기 병이 생겨 조정에서 의감을 지낸 유의태의 약국을 찾아갔다. 많은 환자 중에 허준 모친의 차례가 되자 유의태가 하는 말이, 아무런 병증도 없고 배를 타고 오면서 생긴 뱃멀미일 터이니 집에 가서 가만히 안정하라고 하면서 약도 주지 않고 돌려보냈다 한다.

유의태 같은 명의는 통찰력으로 그녀의 바닷바람 비린내를 맡고 병을 진단했다.

한번은 삼십 후반의 여인이 신의, 한의 할 것 없이 찾아다녔으나 병을 고치지 못해 병을 잘 고친다는 소문을 듣고 필자를 찾아왔다. 환자를 보니 얼굴색이 새파란 것으로 보아 한습으로 인한 병인데, 그녀가 사는 곳이 신천 강변 냉습한 지역인 것을 짐작하고 그녀의 의사에 따라 약을 지어 주면서 이 병을 고치려면 이사를 하라고 하였다.

이 업을 한 지 수십 년이 넘어서면서 열심히 공부한 밑천에다가 경험을 쌓고 보니 유의테 같은 통찰력이 생겨 이런 처방으로 그 흉내를 낸 것인가. 아무리 약을 잘 지어 먹었다고 해도 일시적 효과일 뿐 냉습 지역에서 생활하는 한 명의를 찾아다녀도 병은 고칠 수 없다. 명의가 따로 없고 통찰력에 의해 진단을 함으로써 명의가 될 수 있을 것이다.

비방은 없다

한방에서 비방이란 말을 많이 쓰는데 이 비방이란 것은 없다고 봐야 한다. 동양의학은 비방이란 것 때문에 망했다. 남이 알까 봐 자신만의 이익을 챙기겠다고 비밀리 써먹고 숨겨왔기에 비방이라고 하는데, 비방이란 말 대신에 경험방이라고 해야겠다.

그래서 비방이란 없다고 해야겠다. 요즘 들어서는 비방이란 말을 거의 쓰지 않는다. 의술에서 비방이라고 감춘다면 어불성설이다. 인류의 병고를 퇴치해야 할 의술에서까지 혼자만으로 독식한다면 인류를 재앙으로 멸망하게 하는 해악일 수밖에 없다.

기만술수를 잘 쓰는 중국인들의 민족성을 잘 나타내는 예로 『석실비록石室祕錄』이란 의서가 있다. 문자 그대로 돌 속 집에 남이 알까 봐 비밀스레 꽁꽁 묶어 숨겨둔 비록이라 한 것이다.

이런 옛날이야기가 있다. 아버지와 아들이 짚신 장사를 하는데 항상 아버지는 장사가 잘되어 수입을 많이 올리는데 아들은 공치기가 일쑤였다. 고민 끝에 아들이 아버지에게 그 비법을 물었으나 가르쳐주지 않았다. 그러던 중에 아버지가 병이 들어 운명하게 되자 그제야 아들에게 비법을 전수하는데 "털털" 하면서 숨을 거두었다는 것이다.

그 말뜻은 짚신을 다 만들어 놓고 맨 마지막에 털을 깨끗이 제거하라는 말이었다. 이토록 부자지간에도 상도의 이익을 자기만의 독점으로 두니 비밀을 유지하는 욕심은 무한한 것인가 보다.

다행히도 서양 의술은 이기적, 폐쇄적 동양 의술과 비교하면 박애주의, 개방성, 공공성으로 하여 세균학의 발달과 함께 전염병을 퇴치하여 인류를 구제할 수 있었다고 본다. 거듭 말하지만, 장차 인류를 위해 동양의학과 서양의학이 일원화해서 서로 비방하지 않고 협력해야만 의술이 계속해서 발전할 수 있다.

진맥은 만능인가

과거 환자들은 진료를 받으러 오면 모두 손부터 먼저 내놓았다. 당신이 얼마나 잘 알아맞히는가 보자 하는 심보이다. 그러나 진맥으로 환자의 모든 병을 알 수는 없다.

이런 일화도 있다. 한 의원이 소문이 나니 환자들이 한 방 가득 차서 차례를 기다리고 있는데 다리를 저는 환자가 진맥을 받게 되었다. 의원이 환자를 보고 당신은 다리가 문제라고 했더니 환자가 놀라면서 족집게처럼 잘 알아맞히니까 병도 백발백중 잘 고칠 것으로 생각하였다. 실은 그 의원은 환자가 다리를 절면서 들어오는 것을 훔쳐보았다.

부득불 의원은 망진이라고 해서 상대방의 얼굴 찰색을 한다. 얼굴 찰색뿐 아니라 자세와 문진聞診이라고 해서 음성을 듣고 병을 진단하게 된다. 무엇보다 문진問診으로 환자의 상태와 아픈 곳이 어디인지 어떻게 아프냐고 물어서 진단하는 것이 제일 정확하다. 그런데도 환자는 말을 하지 않고 손만 내밀고 있으니 눈치코치로 진단한다는 우스갯소리가 나온다.

진맥과 복진을 합하여 절진切診이라고 하는데 실상 사진四診 중 진맥은 절진의 한 부분이다. 오행상 목에 속하는 푸른색을 띠우고 그 색상이 윤택하지 않고 바랜 색이면 간에 문제가 있고, 붉은데 바랜 색이면 심장에 문제가 있고, 누런데 바랜 색이면 비장과 위장에 병이 있고, 백색으로 바랜 색이면 폐장 대장에 병이 있고, 검은색으로 윤택하지 못하고 거칠면 신장 방광에 병이 있다고 본다.

또한 환자의 문진聞診, 목소리와 숨소리를 들어 호흡기 질환, 심장질환을 진단하고 절진 즉 진맥과 복진을 하여 환자 장부의 병을 진단할 수 있지만 문진問診 환자 자신이 아픈 곳을 말해주면 가장 정확한 진단이 가능할 것이다.

그래서 손만 내밀고 있을 것이 아니라 자신의 병증을 상세히 말해줌으로써 의원의 병 진단에 도움이 될 수 있다는 것은 두말할 여지가 없다. 오랜 경험을 쌓은 의원일수록 환자만 보아도 투시력에 의해 병을 진단할 수도 있을 것이다.

병 치료에 운이 따르는가

　　　　　　　병 치료를 하는 데 있어서도 운이 따른다고
한다면, 그렇다고도 할 수 있다. 운이 나쁜 의원을 만나면 사고도
날 수 있기 때문이다. 지난날에 음양학의 방위학으로 어느 방향
으로 가면 의원을 잘 만나 병을 고칠 수 있다는 역술로 하여 그 지
시에 따라 의원을 찾아다니던 때도 있었다. 일화로서 의원이 곽
향정기산이란 처방으로 약을 지어 주어 문전성시를 이루었다. 곽
향정기산이란 처방은 소음인에게 받는 처방으로 냉을 빼내고 소
화를 잘 시키고 감기에도 좋은 처방이다.

　그 의원 밑에서 일하는 종업원이 의원에게 곽향정기산이라는
말이 너무 기니까 '그것' 이라고 하면 어떨까 하고 의논한 결과
그렇게 하기로 했다. 그 후부터 계속 환자가 오면, 무조건 '그것'
이었다.

　하루는 종업원이 "선생님 어찌하여 약을 쓰는데 '그것' 밖에

모릅니까?"라고 했더니 잔소리 말고 약이나 지으라고 핀잔을 줬다. 종업원은 생각해 보았다. '그것' 하나만으로 문전성시를 이루는데 의원 노릇하기도 별것 아니라는 판단에 사표를 내고는 멀리 떨어진 곳에서 개업을 하게 되었다. 그러나 '그것'을 지어 주었는데 환자들이 없어 완전 분전 휴업이있다.

실제로 수십 년 전 약전 골목의 한 한의원 원장이 그것인 곽향정기산을 지어 주어 전국적으로 소문이 나 엄청나게 성업하여 돈을 많이 벌었다. 그 이후 아들이 업을 물려 받았으나, 예상과 다르게 역시 문전 휴업 상태가 되었던 것이다.

대체로 곽향정기산이란 처방은 소음인 특효방으로 건강체인 태양인과 소양인, 태음인을 제외한 소음인에게 잘 듣는 약이다. 환자 중에 70% 정도 효력을 보고 30%는 불치라 해도 환자 수는 계속 늘게 마련이다.

그러나 같은 처방을 쓰는데도 영업이 잘되고 안되는 데에는 역시 의자醫者의 운에 따른다고 볼 수밖에 없지 않을까.

그 당시 오지인 봉화군 법전면에 한약방이 유명하여 전국에서 환자들이 모여들었다. 넘치는 환자들로 하여금 번호표를 주어 대기하게 하면서 멀리서 온 환자들에게는 식사도 제공을 하고 하룻밤 유숙하게 했다. 그런데 두 가지 처방을 미리 지어 놓고 가위로 한 번 탁상을 탕 치면 1번 약을 주고, 두 번 탕탕 치면 2번 약을 주어 보냈다고 한다.

오늘날에도 병 치료를 하기 위해 지방에서 서울로 명성을 듣고 가는 사람이 있다. 그 원인은 가위를 탕탕 치는 것이 아니라 치료함에 있어서 경험이 미숙한 전문의라든가 노련한 경험을 가졌다 해도 하루가 다르게 새로운 의술이 등장할뿐더러 신체적으로도 예지력과 판단능력의 저하로 의술이 뒤떨어진 의자를 만났기 때문이다.

　　우리들은 새로운 최첨단 의술의 도입과 함께 수련된 의원의 의술에 의하여 그 혜택을 최대한 누리므로 무병장수의 건강을 유지할 수 있을 것이다.

약도 유행하는가

세상에 유행하지 않는 것이 없다. 예를 들어 의복이나 주택이나 언어와 음식에 이르기까지 모든 것이 다 유행한다고 해도 약까지도 유행한다는 것은 말이 안 된다. 왜냐하면 건강을 지키기 위해 약은 병증에 맞아야 하는데 덮어놓고 좋다고 하니까, 또 남들이 많이 먹으니까 따라서 자기도 많이 먹게 되는 것은 문제일 수밖에 없다.

과거에 '컴푸리'란 약이 만병통치라고 해서 다방에서까지 차 대용으로 많이 팔린 적이 있었다. 그 얼마 뒤에는 좌초(주치)란 약이 좋다고 노상에서 많이 팔기도 했는데 그 약성이 어떤지, 어떤 체질과 증상에 맞는지도 모르고 무턱대고 좋다고 하니까 먹었던 것은 정말 무의미한 일이다.

주치란 약은 상초, 이목구비를 좋게 하고 체내에 수분도 배출시키고 피부에 발진하는 종기 같은 것을 치료한다고 되어있다.

그러니까 이 약은 고혈압, 비만 체질인 태음인 약으로 심장성 수종 같은 증세에 잘 맞는 약이면서 또 어린이 경기 증세에도 쓰이는 약이다. 냉성 체질인 소음인에게는 별로 맞지 않은 약인데도 그 약성을 알려고 하지 않고 남이 좋다고 하니 너도나도 먹어치운 것은 우스꽝스러운 일이 아닐 수 없다.

한창 유행하던 주치가 시들해지자 그다음에는 두충이 좋다고 알려지면서 역시 다방 같은 데서까지 두충차를 팔곤 했다. 두충의 약성은 허리와 무릎이 아프거나 소변에 힘이 없는 증세에 좋다. 그리고 양기를 돕고, 특히 관절에 좋은 약이기는 하나 이 약은 따뜻한 성질을 가지고 있으므로 소음인에게는 적합한 약이 될 수 있지만, 양성 체질에는 두충보다 더 좋은 약들이 많다.

근래에 와서 생소했던 쇠뜨기(소가 먹는 풀)가 양기에 좋다고 해서 잠시 유행했다가 다시 음양곽이라는 약이 강장제로 등장하게 되었다. 강장제로 우수한 것은 사실이지만 태음인과 소음인에게 어울리는 약이다. 그 음양곽을 먹을 만큼 먹어서인지 다시금 알로에와 영지버섯이 유행하기에 이른다.

알로에는 약명을 노회라고 해서, 변비에 좋은 약으로 혈압과 당뇨에도 좋지만 냉성약으로 소음인에게는 불가하다. 알로에 같은 사하약은 많이 먹을 이유가 없는데 근래에는 고량진미를 많이 먹고 비만해지다 보니 인기가 있게 된 것은 당연지사라 할 것이다.

또한 이름조차 생소했던 영지버섯이 암에 좋다고 알려지면서 유행하다가 상황버섯과 차가버섯 같은 버섯 종류가 인기 약으로 등장하게 된다.

　이런 버섯 종류 약들이 암에 좋다고 하는데 굳이 부인할 이유는 없지만, 상식적으로 일아두어야 할 것이 있다. 한약재가 자기의 체질과 증세에 맞으면 혈액순환을 시키면서 청혈제 역할을 하기 때문에 다 항암제가 될 수 있다는 사실이다.

　그러다가 둥굴레차로 황정이란 약이 등장하게 된다. 황정의 약성은 약 맛이 구수해서 숭늉 맛이 나고 오로칠상이라고 해서 인체에 모든 질병에 좋다고 한창 유행하다가 어느 시기 우리 기억 속에서 사라지게 되었다. 최근에 와서 남미나 유럽 쪽을 비롯한 전 세계적으로 새로운 약들이 수입되어 건강식품으로 애용하기에 이르고 있지만, 약은 유행되어서도 안 되고 유행하는 것 자체가 의미가 없는 난센스라고 볼 수밖에 없다.

음식도 유행하는가

　　　　　약도 유행하지만, 음식까지도 유행하는 것
같다. TV에서 좋다고 하면 금세 유행하게 된다. 몇 년 전에 가지
가 좋다고 해서 엄청나게 많이들 먹더니만 시간이 흐르면서 기억
에서 잊어버렸는지, 먹어도 별 볼 일이 없어서인지 한풀 꺾이더
니 이제는 고구마가 인기 식품이 되었다.

　헐값이던 고구마가 경쟁하듯 너도나도 많이 먹다 보니 고가음
식이 되었다. 앞으로 또 다른 음식이 등장하게 될 것이다. 그사이
엘더베리가 유행하게 되었는데 고가이던 것이 재미를 보려고 너
도나도 재배하다 보니 값이 하락하게 되었다. 그러나 사실 가지,
고구마, 엘더베리만 좋은가!

　가지의 장점은 섬유질이 적고 무른 음식이다 보니 소화력이 약
한 노인들에게는 좋다는 것이다.

　고구마가 좋다고 하지만 감이나 감자 같은 식품도 그에 못지않

다. 엘더베리가 좋다고 해도 엄청나게 많은 과일이 제 나름대로 각기 소장한 바가 있다. 아무리 좋은 음식이라고 해도 계속 한 가지만 오래 먹다 보면 싫증 나게 된다. 그 음식이 자신의 몸에 더는 필요 없다는 신호인 셈이다.

또 흑마늘이 좋다고 하니 많이 먹게 되었다. 마늘에 항암 성분이 있어서 좋다고 하지만 독성이 있는 식품이다. 특히 생마늘은 목속간이라고 하여 한방에서는 눈과 서로 통함으로 간이 독성이 생겨 눈이 나빠진다고 본다. 또한 위벽이 약한 사람들이 장복하면 위궤양이 오게 되니 부작용은 생각지 않고 먹어대는 것은 삼가야 한다. 역시 열성 식품인 생강도 소음인에게는 좋은 식품으로 한방에서 약으로도 쓰고 있지만, 너무 많이 먹으면 위를 상하게 한다. 열약인 계피도 그렇다. 너무 많이 먹으면 위를 상하게 된다.

조상들이 즐겨 먹던 감주는 소화제로 소화가 잘되는 식품이지만 당뇨 환자에게는 불리하다. 이렇게 아무리 좋은 식품이라고 해도 장단점이 있는 것으로 보면 생각해서 섭취해야 할 일이다. 약이나 식품이 서로 좋다고 하는 상사작용도 있지만, 상외相畏, 상오相惡, 상반相反, 상기相忌하는 작용으로 인해서 동식하다 보면 체하기도 하고 자칫하면 생명까지도 위험할 수 있다.

돼지고기에 체했을 때 새우젓을 먹으면 즉시 내려간다. 돼지는 온갖 음식을 다 먹어치우는데 새우젓을 먹게 되면 죽는다고 한다. 또 생감을 먹고 체했을 때 기름진 고기를 먹으면 치명적으로 손상이 온다.

반대로 우유와 감주를 같이 먹으면 소화가 잘된다. 우유가 소화가 잘되지 않아 꺼리는 사람은 감주와 같이 먹으면 흡수가 잘된다.

이렇게 수없이 많은 음식들이 서로 좋아하고 혐오하는 경우와 상극하는 경우가 헤아릴 수 없이 많은데 소금이나 재래식 간장, 된장, 김치, 젓갈 같은 발효식품이 모든 음식을 삭히는 완전식품이다.

제사상에 놓인 밤과 대추는 고구마에 못지않은 우수식품이다. 밤은 주린 배를 채우는 데 최고의 식품이면서 잘 체하지 않는다. 대추는 심장을 안정시키며 불면증을 해소하고 혈액순환을 잘 시키는 역할을 하면서 변비에도 좋은 식품이다. 홍시는 감기에 좋은 식품이면서 술을 깨는 데 좋은 역할도 한다.

또 한 가지 좋은 식품으로 맥아(보리싹)가 있는데 어린이가 젖을 토하는 소화불량의 양약이다.

한 가지 더 빼놓을 수 없는 식품은 무인데 가래를 삭게 하고 소화를 잘 시킨다. 특히 살이 찐 태음인에게 유익하다. 무씨를 나복자라고 하여 한약으로 쓰는데 소자, 백개자와 함께 삼자 양친탕이라고 하면서 약성으로 해수(기침)에 명처방이다.

식품이자 한약은 신비하다.

인삼은 소음인이 먹으면 젖이 잘 나오고 소양인이 먹으면 반대로 젖이 잘 나오지 않게 된다. 한방에서 길경이라고 하는 도라지는 일체의 호흡기 질환과 가슴이 답답한 흉통에 잘 듣는 명약이자 음식이다.

요사이 임산부가 단유하게 되는 경우가 많은데 그럴 때 젖이 붓거나 통증이 오게 되면 맥아와 포공령(민들레전초)을 먹으면 삭을 뿐 아니라 유암도 예방할 수 있다. 이런 관계로 음식이 유행한다거나 좋다고 해서 무턱대고 먹어치우는 것은 좋지 않다. 골고루 체질에 맞게 먹는 것이 최상의 방법이다.

또한 계절에 맞게 섭취해야 할 것이다. 계절에 나는 음식 섭취가 이상적이다. 겨울에 수박과 참외는 맞지 않는다. 늦봄에 달래와 냉이, 쑥은 겨울철 영양 불균형으로 약해진 간기를 돕는다. 특히 냉이씨를 한방에서 석명자라고 해서 간기를 도와 눈을 밝게한다.

봄철 열무김치는 된장에 비벼 먹으면 소화도 잘되고 입맛을 돕는 일품의 먹거리다. 이래서 음식도 유행에 따를 것이 아니라 체질과 계절에 맞추어 섭취하는 게 현명한 방법이다.

육식에 대하여

　　　　　　　　　육식이 몸에 좋다 나쁘다를 논하게 되는 경우가 많은데, 일부 종교에서는 육식을 절제하는 때도 있다. 내가 잘 먹으려고 살생을 하는 것은 야만적이면서 이기적이라 하지 않을 수 없다.

　동물의 왕국이란 시사 채널을 보면 사자란 놈은 평화스러운 초식동물을 잔인하게 먹어치우는데, 두렵고 밉살스럽다.

　인간도 따지고 보면 그 이상으로, 가축을 식용으로 도축할 때 살생을 당하는 가축들은 생존욕망으로 살기 위해 몸부림을 치며 본능적으로 독기를 내보낸다. 그 독한 기가 가득한 고기를 먹는다는 것은 해로울 수밖에 없다는 이론도 있다. 아무래도 육식을 많이 하는 경우 피가 탁해 피부도 탁기가 차 있는 데 반해 채식을 많이 하는 이들의 경우 맑은 표정의 모습을 볼 수 있다.

　'식량난에 허덕이는데 그 무슨 소리인가! 가축들이 죽어 썩어지는 것을 보고 굶주리란 말인가' 라고 한다면 할 말이 없어진다.

결론을 말하자면 만물의 영장인 인간은 세상의 동물이건 식물이건 왕으로 군림하면서 마음껏 먹고 건강을 누리는 것이야말로 맡겨진 권리이자 자유의지라고 여길 수 있다.

여하간 우리가 먹고 있는 육고기에 대해서 알아보자.

돈육(돼지고기)은 성질이 냉하므로 열성체질인 소양인에게 잘 받는다. 소양인이 먹으면 소화도 잘 되고, 정력도 좋아진다. 소음인이 먹으면 장이 냉해져 설사하기 쉽고, 무른 변을 보게 된다.

견육(개고기)은 열이 많아 냉한 소음인에게 적합하지만, 소양인이 먹으면 설사하는 때도 있고 잘 받지 않는다. 개고기를 먹고 미친 개 지랄한다는 말이 있다. 그것은 소양인에게 해당하는 말이다. 속에 열이 많은데 열 식품이 들어가니까 돌출행동이 나올 수도 있다는 것이다.

소음인이나 태음인의 경우 개고기는 아주 보신제로 기가 빠지는 여름 삼복더위에 최고의 보신 역할을 하지만, 이제는 인간과 가장 가까운 개를 상식하는 것은 비인간적이라면서 동물 학대로 금기시하고 있다. 오늘날에 집집이 애완동물을 키우므로 아무리 몸에 좋다고 해도 식용한다는 것은 눈총을 받는 시대가 되었다.

계육(닭고기)은 열 식품이다. 삼계탕이라고 하여 인삼을 넣고 고아 먹는다. 여름날 사흘 보신이 된다고 하면서 삼계탕은 대체로 모든 이들이, 특히 냉 체질의 소음인에게 잘 맞는 식품이다. 닭고기에 황기, 마늘, 찹쌀 등을 넣어 먹으면 효과가 좋다.

우육(소고기)은 태음인에게 좋다고 본다. 소고기는 토에 속하므로 냉도 열도 아닌 평한 성질의 식품으로 본다. 그래서인지 소고기는 닭고기와 함께 가장 많이 애용하고 있다. 그러나 소고기가 좋다는 것도 옛말이다. 지금의 소고기는 가두어 놓고 사료를 먹이고 키우다 보니 기름이 많고 혈관에 콜레스테롤이 엉켜 고지혈 현상을 초래한다. 옛날 소고기는 일을 시켜 키우다 보니 고기에 기름이 없고 먹으면 그야말로 달큼하고 쫄깃쫄깃하여 맛이 일품이었다. 요즘 그런 소고기를 맛보려고 해도 맛볼 수 없게 되었다.

염소고기는 정력에 아주 좋은 것으로 알려졌는데 열이 많은 고기다. 많이 먹으면 콜레스테롤 수치가 올라간다고 본다. 심장병 환자들은 되도록 먹지 않는 것이 좋다고 한다. 실제로 심한 심장병으로 고생하던 환자가 염소탕에 한약재인 사물탕을 넣어 다 먹고 난 후 죽은 예도 있다.

오리고기는 고기 중에 가장 양질이라고 할 수 있다. 그런데 별맛이 없어서인지 어떤 이유에서인지 별로 애용하지 않는 편이다. 여타 고기의 기름은 식으면 엉겨 붙지만, 오리고기의 기름은 불포화 지방으로 식물성 기름처럼 엉기지 않는다. 오리 알은 중풍 민간 처방으로도 활용하고 있을 정도이다.

기호식품

　　우리가 늘 먹는 기호식품인 술, 담배, 커피가 얼마나 해롭고 이로운지 알아보자. 그중에서 담배가 가장 나쁘다. 담배는 굴뚝에 연기 피우는 것과 같이 백해무익하다고 보는데, 한 가지 좋은 점은 스트레스를 풀어주는 데 있다.

　　담배 한 개비 피우는 여유만 있어도 욱하는 성질로 폭력이나 심지어 살인까지도 예방할 수 있었을 텐데 하는 경우와 쌓인 스트레스를 담배 연기와 같이 날려 버릴 수 있는 이점도 있다. 그리고 심한 마음의 상처로 고민스러울 때 한 개비 담배가 풀어주므로 무엇보다도 좋은 처방일 수 있다.

　　그러니까 담배를 하루 한두 가치 정도는 심란할 때 피운다면 약이 될 수도 있지만, 아예 습관화되다시피 해서 하루 한두 갑 피운다면 명을 재촉한다고 볼 수밖에 없다.

　　술은 어떤가? 장점도 있지만, 단점도 많다. 술은 체질에 따라 하루 말술을 먹는 이가 있는가 하면 밀밭에만 가도 취한다는 사람도 있다. 술 역시 고주망태가 되도록 시도 때도 없이 먹는다면 뇌세포가 망가지면서 치매도 빨리 올 수 있고 간도 나빠질 것이다.

한의서인 『방약합편』에 보면 '주통혈맥상행성酒桶血脈上行性, 소음장신과손명小飮壯神過損命'이라고 했다. 곧 '술은 혈맥을 통케 하고 기를 올리고 적게 먹은즉 건강해지고 많이 먹은즉 명을 손상케 한다'고 되어있다.

술은 폭음하는 데 문제가 있고 반주 삼아 자기 체질에 맞게 한두 잔 정도 먹는다면 혈액순환이 잘 되어 약이 될 수도 있다. 그리고 한 잔 술에 기분이 흔쾌해지면서 근심과 걱정이 사라진다면 더할 나위 없이 유익한 기호식품으로, 폭음하지 않고 적절히만 애용한다면 좋은 약이 될 수 있다. 다만 몸에 염증성 질환이 있을 때는 금주해야 한다. 또 한 가지 과음하면 비타민C가 부족해지기 쉽다.

늘 먹는 커피는 어떠한가.

사람에 따라 커피를 마시면 잠이 오지 않는 이가 있는가 하면, 그렇지 않은 이도 있다. 옛날 우리가 못 먹고 살 때는 커피가 체질에 맞지 않았지만, 오늘날에는 육식을 많이 하다 보면 비만증으로 고생하기에 커피가 좋은 식품으로 인기를 누리고 있다.

원래 육식을 많이 하는 서양인들의 기호식품이었으나 이제는 한국인들도 장에 기름을 빼는 식품으로 선호하고 있다. 커피는 소변을 잘 나오게 하는 장점이 있으면서, 뇌가 피로해져 집중력이 떨어질 때 각성제로 인기가 있다. 하지만 너무 지나치면 카페인 중독으로 손상이 올 수도 있다. 아무리 좋은 것이라 해도 지나치면 해가 된다.

일례로서 시골 면사무소 직원이 내방자들이 선물로 주는 박카스를 시도 때도 없이 복용한 결과 중풍이 와서 병원에 갔더니 카페인 중독이라는 진단이 나왔다. 이로 보아 아무리 좋은 것이라 할지라도 지나치면 해가 된다는 것을 알 수 있다.

명현현상_{瞑眩現狀}

명현현상이라 하면 문자 그대로 어둡게 나타난다는 의미로 약의 작용 때문에 알게 모르게 나타나는 부수적인 현상을 말한다. 이 명현현상 때문에 의원들이 상당한 궁지에 몰리거나 난처해지는 수가 많다. 그것이 마치 어떻게 보면 부작용 같기도 하기 때문이다.

그러나 명현현상은 부작용과는 전혀 다르다. 약을 먹었는데 아픈 곳이 더 아프거나 피부에 발진이 나타난다거나 소변에 단백이 빠진다거나 기침병에 기침이 더 심하게 난다거나 부인병에 마치 임신한 것 같거나 구역질이 난다거나 설사가 난다거나 땀이 비 오듯 나거나 열이 나거나, 그야말로 각양각색이다.

환자들은 이 같은 현상으로 놀라면서 약의 부작용으로 의심하고 항의를 하게 된다. 의원은 해명하는 데 진땀을 빼게 된다.

'약약불명현궐질불요_{若藥不瞑眩蕨疾不療}'라고 『본초학』에 기재된 바, 명현이 없으면 별 효과가 없다는 말이다. 명현현상이 빨리 나타날수록 효과가 빠르다. 사람과 증상에 따라 명현현상이 없이 치료되기도 하지만 병이 클수록 명현현상이 크게 나타난다. 명현현상이 올 때 약 중독이라고 생각하고 약을 끊는다면 자신의 병은 영영 못 고칠 수도 있다.

한 가지 일례를 들어보자. 당시 IMF로 살기 힘들 때였다. 망진을 해보니 얼굴색이 검푸르면서 초췌했다. 풍한의 냉기로 인해서 병을 앓고 있다는 것을 알 수 있었다. IMF로 경제가 어려운 탓에 겨우내 냉방에서 생활했다. 그로 인해 병이 온 것이었다. 약을 지어간 지 일주일쯤 되어 전화가 왔는데 온 전신이 더 아프고 구역질이 나고 견딜 수가 없다고 했다.

명현현상이 심하게 온 것으로 계속 약을 먹으라고 하였다. 그런 지 며칠이 지나 도저히 견딜 수가 없어서 동네병원에 갔더니 자궁외임신 같다고 하면서 큰 병원에 가보라고 했다고 한다. 의사의 말대로 큰 병원에서 진단을 받아 보니 자궁외임신이 아니라고 하더란 것이다. 그래서 약을 죽기 살기로 다시 복용하였는데 극심한 통증으로 화장실에 갔더니 시커먼 덩어리가 쏟아져 나왔다고 한다. 그런 후로부터 온 전신의 통증이 사라지고 깨끗하게 병이 나았다는 것이다. 그 썩은 핏덩어리가 자궁 속에 있어서 그렇게 심하게 아팠다. 많은 명현현상 중에 일례를 든 것으로 이런 고통을 겪어야 병을 완치할 수 있는 경우가 명현현상이다.

6장

한방의 원리

오로칠상五勞七傷

오로칠상이란 어려운 한문으로 다섯 가지 노역과 일곱 가지 상한 것을 말한다.

다섯 가지 노역으로,

구시久視, 너무 오래 보는 것, 책이나 TV, 인터넷 작업으로 너무 오래 보는 것은 눈과 뇌를 상하게 한다.

구좌久坐, 너무 오래 앉아 있는 것으로 폐기를 상하게 한다.

구와久臥, 너무 오래 누워있는 것으로 잠잘 때를 제외하고 너무 오래 누워있으면 비장이 상하여 입맛이 없어진다.

구립久立, 너무 오래 서 있으면 신장이 나빠진다. 몸무게가 발에 실려 신장이 나빠지는데, 발은 신장과 상통한다.

구행久行, 너무 오래 걷다 보면 피로해져서 간이 상한다.

이렇게 다섯 가지 동작을 너무 오래 하다 보면 오장의 기능이 나빠지면서 병이 오게 된다. 무엇이든 적당히 해야 한다. 운동도 좋다고 너무 심하게 하면 병이 오게 되므로 아무리 좋은 것이라 해도 과유불급이다. 예를 들어 온종일 너무 오래 앉아 컴퓨터 작업 같은 것을 하면 등이 앞으로 굽어지면서 순환 작용이 잘 안 되면서 심폐기능이 나빠져 건강에 문제가 생길 것이다.

칠정상이란 희노우사비공경喜怒憂思悲恐驚이라고 인간의 내적 감정에서 오는 병적인 상태를 말한다.

희喜, 너무 기뻐한즉 심장이 나빠진다. 웃고, 즐기는 것이 몸에 좋다고는 하나 너무 심했을 때 심장에 부담이 온다. 너무 웃다 보면 호흡이 기진해진다. 예부터 심장이 약한 어린애를 웃기는 것을 금기시한다. 까르르 하고 너무 웃다 보면 기절해서 숨이 넘어가기 때문이다.

노怒, 너무 노한즉 간이 손상한다. 대체로 간이 나쁜 이들이 화를 잘 낸다. 술주정뱅이가 술에 취해 살림을 때려 부수는 때도 있고 시비를 걸고 윽박지른다.

우憂, 근심을 많이 하면 폐가 나빠진다. 폐병 환자들은 대체로 우울증에 빠져 있는 경우가 많다.

사思, 생각을 너무 깊이 많이 하는 사람들은 비위가 나빠진다. 무엇을 골똘히 심사숙고하다 보면 비위 병으로 몸이 약해진다.

비悲, 너무 슬프게 비감하다 보면 역시 호흡이 얕아지면서 상폐하게 된다.

공恐, 너무 두렵고 무서워하면 신장(정력 포함) 기능이 떨어진다.

그 예로 젊었을 때는 용기도 있고 과감하지만 늙어지면 정기가 떨어지면서 겁이 많아진다.

경驚, 잘 놀라다 보면 역시 신기와 정기가 손상된다.

이렇게 칠정상으로 오는 병증을 예방하려면 마음을 비워야 한다. 또 인간관계에서 오는 감정을 해소하면서 마음을 편하게 가져야 한다.

병인

병인이라고 하면 내인, 외인, 불내외인이 있다. 내인 병은 희노우사비공경喜怒憂思悲恐驚이라 하여 일곱 가지 마음 병으로 오는 것을 칠정상七情傷이라고 한다.

거의 모든 병이 대부분 감정조절이 되지 않는 마음 병이다. 너무 기뻐하거나 노하거나 근심 걱정을 하거나 생각이 많거나 슬퍼하거나 두려워하거나 놀란 일로 하여 스스로가 병을 만드는 것이다. 막상 병을 진단받아 보면 신경성이라고 하면서 확실한 진단이 나오지 않는 경우가 많다. 병의 근원인 스트레스를 풀면서 마음 편하게 하는 약을 쓸 수 있겠지만 근본적으로 마음을 비우는 것이 가장 좋은 처방이라고 할 수 있다.

외인 병으로는 풍한습서조화風寒濕暑燥火라고 하여 마음 내부에서 오는 병이 아닌 바깥의 나쁜 여섯 가지 사기邪氣로 인하여 병발하는 것을 말한다.

풍風의 질병 원인은 산업화 발달로 해서 중국에서 불어오는 오염된 공기가 병인이 되고, 한寒은 냉기로 인해서 몸이 얼어 순환작용이 되지 않고 감기와 호흡기 질환을 초래케 되고, 습濕은 신장이 나빠져 몸이 붓고 혈압도 오르면서 순환기 장애로 병발하게 되고, 서조화暑燥火는 특히 여름철 화기로 인해서 인체가 건조해지며 화가 차여 더윗병이나 당뇨병 같은 병을 앓게 된다.

그중에 풍한습은 3사기三邪氣라고 하여 인체에 막대한 지장을 주는 것으로 풍수학적 의미를 지닌다. 서조화暑燥火 3사기는 오늘날 새롭게 냉방장치를 하여 별 해독이 없는 대신에 냉방병이 새로 생기게 되었다. 죽어서 가는 명당 자리를 논한다는 것은 장수비결의 의미가 없으므로 살아서 명당이 중요하다. 바람과 한기와 습기를 막아주는 자리가 곧 명당이다. 그래서 바로 이 명당 자리에서 생활한다면 당연히 무병장수하게 된다.

불내외인 병은 노권상勞倦傷이라고 해서 심한 노역이나 범방상한(절제되지 않는 성생활에서 오는 상관관계를 말함)이 있다. 그 외에도 병이 아닌데 착각하는 때도 있다.

항간에 와이셔츠 1인치라는 유행어가 떠돈 적이 있다. 어느 조그마한 사업을 하는 이가 몇 년 새에 돈을 벌고 나서부터 이상하게 가슴이 답답하고 혈압이 올라 병원에 갔더니 별 이상이 없다고 했다. 그러나 본인은 고통스러워 의사에게 사정해서 흉곽 수술을 하게 되었다. 수술을 해도 여전히 가슴이 답답해서 고민하던 중 수년간 입었던 와이셔츠가 낡아 새로 맞추게 되었는데 이상하게 그 이후로 답답하던 병증이 사라졌다. 알고 보니 사업이 어려워 살기 어렵다가 돈을 벌자, 와이셔츠는 그대로인데 살이 찌면서 목이 굵어지며 답답해서 그랬다.

1980년대만 해도 제탕기에 약을 달이지 않고 첩으로 지을 때였다. 그때 필자도 밤마다 자다가 숨이 막혀 벌떡 일어나곤 했다. 처음에 그 이유를 알 수 없어 호흡기에 무슨 병이 생겼는지 고민했다. 알고 보니 약을 지을 때 약 먼지가 기도에 들어가 있다가 수면 중 기도가 좁아지면서 고통을 당한 것이었다. 약을 지을 때 마스크를 하고부터는 그 고통에서 해방되었던 경험이 있다.

병인의 내인, 외인, 불내인뿐 아니라 우리가 살아가면서 별일 아닌데도 병으로 오인하고 애를 먹는 경우가 비일비재하다. 지혜롭게 잘 판단해서 살아가면 건강을 지킬 수 있을 것이다.

병인의 외기 작용 중에서 풍한습이 인체에 해독을 더욱 심하게 준다. 한번은 두 모녀가 약을 지으러 왔는데 잇몸에서 피가 나고 온 전신이 아프다고 했다. 진단결과 혈암이라고 했다.

두 모녀가 사는 곳은 수도 정수장 옆인데 정수 처리 과정에서 나오는 독성은 너무 독해 눈을 뜨지 못할 정도이다. 십수 년을 그런 곳에서 살았으니까 병이 올 수밖에 없었다. 그분들은 그 원인을 모르고 살았다. 만약 알았으면 이사를 하지 그냥 그대로 살았을까?

화공 약품을 취급하거나 용접공이거나 하여 직업병을 얻게 되는 경우라 해도 호구지책으로 살기 위해 알면서도 그만둘 수 없는 처지인 경우가 많을 것이다.

필자도 군위 우보면에서 영업할 때만 해도 공부만 했지 경험도 없이 지대가 낮은 냉습한 논에 지은 집을 사서 영업을 하다가 냉습병을 얻어 고생한 일이 있었다.

집을 팔고 나간 그 집 남편 되는 이는 암으로 죽고 그 부인 되는 이도 얼굴이 벌겋게 부은 데다가 혈압이 오르고 하여 생명이 위험할 정도였는데 이사를 하고부터 정상적으로 돌아갔다.

이런 실례가 하도 많아 다 열거하자면 책 한 권이 될 정도이므로 생략하기로 한다. 어쨌든 우리가 건강 장수하려면 명당이라고 할 수 있는 좋은 환경에서 생활하는 것이 백수 비결이라고 할 것이다.

오행과 구규의 장부 기능

오행이라 하면 목, 화, 토, 금, 수를 말한다. 오행 중 목은 간과 쓸개에 해당하고 구규 중 두 개의 눈으로 통한다.

구규란 인체에 아홉 구멍 눈 두 개, 귀 두 개, 코 두 구멍, 입 그리고 전음, 후음을 말한다.

목에 속하는 간과 쓸개는 구규인 눈으로 통한다.

간기가 좋지 않으면 눈의 기능이 나쁘게 되고 사십 이후 중년기에 들어서면서 시력이 감퇴하기 시작한다. 시력과 간 기능을 돕는 약으로는 구기자, 결명자, 지구자, 감국 같은 약을 쓴다.

화에 속하는 심장 소장은 심기가 나쁘면 혀에 이상이 오면서 오십 이후 순환기 질환으로 심장 기능이 떨어진다.

토에 속하는 것은 비장과 위장으로 입술 색깔이 퇴색되면 육십 이후 위장 기능이 약해진다.

금에 속하는 폐와 대장으로 통하는 구규 중 호흡기 기관인 코에 이상이 오면 칠십 이후 폐 기능이 약화되면서 기침과 가래가 심해진다.

수에 속하는 신장과 방광은 귀로 통하면서 팔십 이후 귀가 먹고 정력도 마르면서 죽게 된다.

목은 간, 쓸개 약으로 구기자, 복분자, 토사자, 백작약, 결명자, 지구자, 차전자를, 화는 심장, 소장을 보심 하는 약으로 연육, 원지, 백자인, 용안육, 당귀, 황련 등을 쓴다.

토는 보비약으로 백출, 사인, 창출, 후박, 진피를, 금은 폐, 대장 약으로 천문동, 황금, 길경, 행인, 백부근, 산두근, 자원 등을 쓴다.

수는 숙지황, 파고지, 육종용, 백복령, 택사, 황백 등이 있다.

혈전(어혈)

사고를 당하거나 교통사고 등으로 다쳤을 때 어혈이 생긴다. 사고를 당하지 않았을 때도 젊었을 때는 정혈이 잘 되지만 나이 들면서 피가 탁해지고 혈전이 생긴다.

혈액순환이 잘 안 되면서 고혈압, 고지혈증 등으로 온 전신이 아프면서 온갖 질병에 시달리게 된다. 혈액순환만 잘되면 병이 없이 건강해진다.

기본 처방으로 피를 맑게 하고 진액과 정기를 돕는 처방이 만병통치약이 된다. 운동이 혈액순환을 잘 시키므로 좋기는 하나 진액을 돕고 보정하려면 그에 맞는 약을 먹으면 더 좋다. 특히 갱년기 이후에는 보정, 보기 하는 약을 수시로 먹는 것이 건강하면서 젊게 사는 첩경이 되는 것이다.

당연히 장수비결은 운동과 보약이라 할 수 있다. 한방의 약들은 대개가 보혈, 생혈, 활혈, 행혈, 청혈, 파어혈 작용을 한다. 특히 보혈, 생혈하는데 여자들에게는 부족하기 쉬우므로 당귀, 단삼 같은 약으로 피를 생기게 한다.

행혈, 활혈이라고 해서 홍화, 소목, 도인 같은 약으로 혈액을 잘 돌게 하고 파어혈 하기 위해 적작약 같은 약으로 혈관 벽을 넓혀 정혈시킨다. 또 청혈이라고 해서 소염 역할로 피를 맑게 하는 연교, 포공영, 금은화, 백지 같은 약을 쓰게 된다.

생신혈, 소어혈은 다시 말해 새 피를 생기게 하고 묵은 나쁜 피를 삭게 하므로 무병장수하게 되는 것이다.

일침 이구 삼약

　　한방에서 일침 이구 삼약이라는 말이 있다.

　그 뜻으로 보아 순서대로 침이 효과가 제일이고, 다음이 이구
로서 쑥뜸을 뜨는 것이고, 약이 세 번째라고 생각할 수 있다. 그런
데 여기서는 그것이 아니라 속효성을 말한다.

　속효성으로 치면 침이 제일 빠르고 그다음이 뜸이고 마지막이
약인데 그 약을 달이려면 시간이 걸린다. 그래서 일침, 이구, 삼약
이 되는 것이다.

　그러나 그보다 효과 면에 있어서 먼저 침 치료를 해서 안 되면
뜸을 뜨고 그래도 안 될 때 마지막으로 약을 쓰라는 것이다. 대개
침은 급성 병을 다스리고 만성질환에는 뜸을 뜨는데, 뜸을 오래
뜨다 보면 체력이 떨어진다. 기가 많이 소모되면서 치료가 힘들
어질 때 약을 쓰면 빨리 확실히 치료가 가능해진다.

　한방에서 내과적 요법으로 뜸과 약으로 모든 병을 치료할 수

있고 심지어 암까지도 치료할 수 있다고 본다.

모든 균이나 악혈은 쑥뜸의 화기로 공격하면 자멸하게 되어있다. 어떤 균이고 간에 지져 태우는 데야 견뎌내겠는가. 암균은 열에 약하므로 뜸과 함께 체력을 보강시키고 균을 죽이는 열약을 쓰면 암까지도 극복할 수 있다고 본다.

이제는 말기 암이 발병하기 전에 환자가 때를 놓치지 않고 내시경으로 상태를 봐서 환부를 도려냄으로써 불치의 암으로부터 해방되었다. 그만큼 인간 수명도 길어졌다.

지난날은 의원이 손으로 진단해 시기를 놓쳐 손을 쓸 수 없었다. 그러나 이제는 조기발견으로 암도 더 이상 불치의 질병이 아니게 되었으므로 고통스럽고 뜨거운 뜸이나 약을 쓸 필요가 없다고 판단할지 모르나 암이 진전되기 전에 예방법으로, 그리고 어떠한 이유로 시기를 놓친 환자에게는 필사적 마지막 수단이다. 생명 연장이 가능하거나 뜸과 약 처방을 함으로 예후가 좋아질 때 수술이 가능해질 수도 있다.

암뿐 아니라 류머티즘성 퇴행성 관절염, 중풍, 소화기질환, 호흡기 질환, 심장, 신장, 기관지 등 모든 병을 뜸과 약으로 치료하면 신효할 정도의 효과를 볼 수 있다.

7장

체질론

사상체질론

이제마 선생께서 창안하신 사상체질론은 태양인, 태음인, 소양인, 소음인으로 분류하고 있다.

태양인은 폐대간소자라고 해서 폐 기능이 왕성하고 간 기능은 허하다고 본다. 간대폐소자라고 해서 태음인은 반대로 간 기능은 왕성하고 폐 기능은 약하다고 본다. 소양인은 비대신소자로 비 기능은 왕성하고 신 기능은 저하되어 있다. 반대로 소음인은 신 기능은 왕성하고 비위는 약하다고 본다.

실제 이 사상체질학은 고대 중국의 의서인 『황제내경』에서 비롯한 것을 이제마 선생이 널리 실용화한 것이다. 이제마 선생이 사상의학을 중시한 동기는 인삼이 든 처방이 어떤 이에게는 특효하지만 어떤 이에게는 별로 효과가 없어서였다.

그래서 『황제내경』의 사상의학을 깊이 연구하여 후학들에게 남기면서 그 당시에는 별 인기가 없었다. 이제마 선생은 자신이 죽은 뒤 백 년이 되면 사상의학이 주목을 받을 것이란 예언을 했는데, 과연 백 년이 지난 이때 사상의학이 한의계에 일대 변혁을 일으키게 되었다.

태양인 음식: 백미, 보리, 메밀, 오징어, 갈치, 고등어, 딸기, 토마토, 포도, 모과, 다래, 앵두, 대추, 상추, 쑥갓

소양인 음식: 백미, 좁쌀, 보리, 돼지고기, 참외, 청어, 오이, 꽁치, 문어, 낙지, 거위, 파인애플, 당근, 상추, 미나리

태음인 음식: 백미, 소고기, 밀, 콩, 옥수수, 감자, 배, 수박, 자두, 밤, 호두, 은행, 잣, 무, 당근, 도라지, 호박, 연근

소음인 음식: 현미, 백미, 찹쌀, 참깨, 닭고기, 개고기, 연근, 오리, 노루고기, 미꾸라지, 조기, 상추

음식을 먹다 보면 체질에 관계없이 자기가 기호하는 음식이 받는 음식이지만 골고루 먹어주어야 한다. 음식이나 약도 한의학적으로 열과 냉으로 혹은 평으로 구별해서 냉한 체질과 습한 체질 등 체질을 분류해서 섭취함으로 건강을 유지할 수 있다고 본다.

꼭 사상체질로만 구별할 것이 아니라 복합성 체질도 있고 또

팔상으로 나눌 수도 있다. 팔상에서 육십사상으로 나눌 수 있을 정도로 인체는 복잡한 구조를 갖고 있다. 예를 들어 냉한 소음인이 열약인 인삼을 계속 오래 장복하면 몸이 따뜻해지고, 비위도 좋아진다. 그렇다고 체질이 바뀌는 것은 아니다. 약을 끊게 되면 원상태로 돌아가게 된다.

체질은 생명이 다할 때까지 변하지 않는다. 그러므로 태양인은 약한 기능 쪽의 보간을 위해 포도, 오가피, 모과, 황송절 같은 약이 필요하다.

폐 기능이 약한 태음인은 천문동, 맥문동, 사삼, 만삼, 오미자, 백부근, 산두근, 행인, 백과, 자원, 황금, 천마 같은 약이 필요하다.

신 기능이 약한 소양인은 숙지황, 산약, 토사자, 쇄양, 육종용, 구기자, 복분자, 산수유, 목단피, 택사 같은 약들이 적합하다.

냉하고 비위 기능이 약한 소음인은 인삼, 황기, 부자, 천오, 백출, 창출, 후박, 진피, 사인, 초두구, 백두구, 구자, 익지인, 곽향을 써야 한다.

체질론과 궁합

　　　　　　　　남남이 만나는 부부간이 어떻게 만나면 원만하게 잘 살 수 있을까, 문제가 아닐 수 없다. 대체로 결혼할 때에 남녀 간의 사주팔자나 궁합을 본다. 궁합이 맞아야 잘 산다고 보기 때문이다. 그런 궁합을 보려면 상당히 복잡하다.

　연띠 궁합은 별 의미가 없고 일지(낳은 날) 궁합이 맞아야 한다.

　예를 들어 '쥐' 날(子)에 낳은 사람이라면 '소' 날(丑)에 낳은 여자와 궁합이 맞지만, 한쪽이 '쥐' 날에 태어났는데 상대방이 '말' 날(午)이 생일이라면 상극이 된다.

　이렇게 어렵게 궁합을 보기보다 체질궁합을 본다면 간단할 뿐 아니라 찰떡궁합이 된다. 이것은 열이 많은 소양인과 양성 태음인의 경우 몸이 냉한 소음인이나 음성 태음인을 만나면 서로 합이 되어 조화를 이룬다. 같은 체질인 소양인끼리 혹은 소음인끼리 만나면 비견比肩이라고 해서 성격 조화가 안 되고 피차 자기주

장만 하게 된다.

예를 들어 소양인 남성이 소음인 여성을 만난다면 피차 부족한 부분을 채워주기 때문에 합이 된다. 냉성 여자는 따뜻한 남성을 좋아하게 되어 있다. 열이 많은 체질의 남자는 동침해서 잘 때에 시원해서 좋고, 냉성인 여성은 따뜻해서 피차 떨어지기 싫어진다. 같이 냉하거나 같이 열이 많으면 밀어내기 마련이다.

자석도 N극과 N극은 밀어내지만, N극과 S극은 달라붙는다. 같은 이치이다. 음과 양이 상대적으로 만나야 합이 된다.

소양인과 열성 태음인은 아침형 인간이고 소음인과 냉성 태음인은 저녁형 인간이다.

양성 체질은 아침형 인간으로 오전에 기력이 왕성해지고 오후에는 기가 빠진다. 음성 체질은 저녁형 인간으로 오전에는 시들시들하나 저녁때가 되면 기력이 왕성해진다. 이랬을 때 직장 생활을 하는 회사도 음성 체질인 저녁형 인간이 오전에 근무할 때 기가 빠져 일에 능률이 오르지 않는다. 저녁형 인간들은 출근 시간을 늦추어 일한다면 능률이 오를 것이다.

그뿐 아니라 회사가 잘되려면 소양인 양성 체질은 외근을 시키고, 음성소음인 체질은 내근을 시켜야 회사가 발전할 수 있다. 성격이 활발하고 사교적인 소양인을 내근시키면 업무가 시원치 않아질 것이고, 소음인 체질은 외근을 시키면 실적이 오르지 않을 것이다. 교제술이 탁월한 소양인들은 외근해야 하고, 꼼꼼한 음성 체질은 사무직을 하면 회사가 성장 발전할 것이다.

경영자는 체질을 알아 잘 활용하여 사업에 성공을 기대할 수 있을 것이다.

체질과 증상에 맞아야 명약이 된다

중국에서 가장 오래된 한의서인 『신농본초경』에 보면 항상 먹어도 좋은 상약 120개와 늘 먹을 수도 있고 중단할 수도 있는 중약 120개, 병을 치료하는 즉시 중단해야 하는 하약 120개가 기록되어 있다.

그러나 어떤 약이건 체질과 증상에 맞아야 한다. 열성 체질이라면 냉약이 필요하고 냉성 체질이라면 열약이 필요하다. 한약은 신약과 달리 냉약, 열약을 구별하여 쓰게 되어있는 것이 특이하다. 상약 가운데 열약인 인삼은 냉한 체질에는 명약이 되지만 열성 체질인 소양인에게는 맞지 않는다. 소양인이 오래 먹으면 열이 받쳐 머리가 아프고, 역기 현상이 일어날 수도 있다.

당뇨와 혈압이 있고 열이 많은 소양인은 열약인 인삼, 반하, 세신, 천오, 부자, 육계 같은 약들을 쓰면 병이 더욱 악화할 수 있지만, 몸이 차고 수족이 찬 소음인들에게는 더없는 양약이 된다.

생지황, 황련, 황금, 황백, 치자 같은 냉성약을 소음인이 복용하면 병이 더욱 악화하고 소양인에게는 명약으로 병이 치유된다. 이런대도 약성을 모르고 남이 좋다고 하니까 함부로 먹어대는 것은 오히려 몸을 망치는 결과가 된다.

건강식품도 마찬가지이다. 당연히 체질에 맞아야 한다. 캐비닛을 열려면 번호가 맞아야 하고 맞지 않으면 백 날 해도 헛수고이다. 약을 좋다고 많이 먹어 보았자 소용이 없는 일이다. 약이든 음식이든 건강하기 위해서 체질과 증상이 맞아야 명약이 된다.

8장

약의 성능

신비한 한약

.

　　한약은 너무 신기하다. 아내 친구 남편이 운전기사인데 평소 입맛도 없고 바람이 불면 날아갈 것같이 바싹 마른 체질이었다. 어느 날 약을 지으러 왔다.

　　이분께 독초인 초오가 든 처방의 약을 지어 주었더니 다 먹고 나서 사람이 달라졌다. 볼품없던 체격이 보기 좋은 모양새로 바뀌었다. 주위 사람들이 완전히 변모한 그의 모습을 보고 모두 놀랐다. 이 초오란 약은 체질에 맞지 않으면 생명까지도 위험할 수 있다.

　　한약 도매상을 하던 사람이 아내와 이혼하게 되면서 상심 끝에 죽으려고 초오를 한 사발 마셨는데 죽지 않고 오히려 고생하던 잡병이 사라지고 건강해졌다. 이런 독초는 체질에 따라 중풍도 치료하지만 도리어 악화할 수도 있다. 중풍 환자분이 떠도는 남의 말만 듣고 다량의 초오를 먹고 낫기는커녕 병이 심해져 결국 사망한 사례로 보아 전문 의원들조차 함부로 쓰기를 꺼리는 것이 사실이다.

어느 한의사의 체험담이다. 자신이 어렸을 때 밥도 제대로 못 먹고 꼬장꼬장 말라 죽게 된 지경이었는데, 어느 무명의 의원이 자기가 데려가서 치료하면 한 달 후에 완치될 것이라 하여 밭떼기 몇 마지기를 내어놓고 계약을 했다.

영천의 어느 굴속에 거처하면서 매일 쑤어준 죽을 먹었는데 한 달 후에 병을 싹 고치고 뽀얗게 살이 쪄 제대로 성장하게 되었다는 것이다. 그 죽을 쑤어 줄 때 초오라는 독초를 쓴 것으로 짐작이 된다. 초오는 해독해서 쓰는데 류머티즘 관절염, 중풍, 심지어 암에도 쓸 수 있는 약초로서 아주 극소량으로 체질에 맞는다면 그야말로 명약이 되지만 맞지 않을 때는 독이 되기도 하는 신기한 약초이다.

고질 지병을 고치려면 제대로 체질감별을 하는 전문 한약인에게 맡겨야 한다. 지난날 영천 중풍 방으로 소문났던 처방이 바로 이 초오가 들어간 처방이었다. 초오는 비위가 약한 냉소음인 체질에는 명약이 되지만 다른 체질에는 위험을 자초하게 된다.

부자와 천오 같은 약을 잘 쓰는 의원이 명의라고 할 수 있다. 모든 냉병(류머티즘성 관절염, 장염, 신경통)은 비위가 약해서 밥을 못 먹고, 허약한 체질 외에도 많은 병중에 이 약이 들어가지 않으면 효과가 별로 없다.

젊었을 때는 냉방에 자거나 얼음을 버적버적 깨물어도 이상이 없다. 그러나 갱년기가 접어들면서 냉방에 거처하면 기혈이 막히는 여러 가지 병들로 고생을 하게 된다. 한낮이 지나면 황혼이 되는 것과 같이 인체도 차츰 식어가면서 병들기 때문에 부자 같은 따뜻한 약을 써서 건강해질 수 있다.

이런 특수성으로 하여 한약은 신비하다고 할 수 있다.

신약에는 따뜻하다, 냉하다 하는 개념이 없지만 이처럼 체질에 따라 독도 되고 약도 되는 신비한 것이 무수히 많은 게 한약이다. 부자와 천오 같은 약들도 신비하여 초오와 비슷한 작용을 한다. 옛날 임금이 사약을 내릴 때 부자와 천오, 초오 같은 극성약을 썼던 것이다.

또 한 가지 산조인이란 약은 잠을 잘 오게 할 때는 볶아서 쓰고, 잠이 오지 않게 할 때는 생것을 쓴다.

갓난애가 밤낮이 바뀌어 낮에 실컷 자고 밤에는 엄마 젖을 먹으면서 보채니까 엄마가 죽을 지경에 필자를 찾아왔다. 그래서 산조인 생것은 낮에 먹이고 밤에는 볶은 것을 먹이라고 했더니 밤낮이 정상적으로 돌아왔다.

한 가지 약이 이렇게 두 가지 작용을 하니까 정말 신기한 게 한약이다.

녹용의 신비

　　　　　　군위군 우보면에서 영업할 때였다. 최 모
씨라고 대구에서 중화요리 식당을 했는데, 소개로 필자가 경영하
는 한약방에 방문하였다.

　소화가 안 되고 몸이 피로하다고 했다. 중화요리 식당을 하다
보니 아무래도 기름진 음식을 자주 먹고 간에 지방이 찬 것 같았
다. 용담사간탕 몇 첩을 지어 주었더니 효과를 많이 본 모양이었
다. 부른 배가 꺼지고 피로도 모르고 몸이 매우 가벼워졌다고 했
다.

　그런 이후 어느 날 최 모 씨의 초등학생 아들이 신장이 나빠 진
료를 받아 약을 써보았는데도 낫지 않아 한약을 써 보겠다고 했
다. 평위산과 오령산을 합한 위령탕을 지어 주었다. 그 아이는 보
통 아이들과 달리 얼굴색이 검고 탁한 색이었다. 소변을 보는데
시커먼 모래 같은 돌조각이 나오는 중증이었다. 그래서 약을 먹

어도 효과가 없었다.

나는 병을 꼭 치료해 주고 싶은 마음에 녹용을 넣어 새로 지어 주었다. 그 결과 소변이 제대로, 맑게 나오면서 완치되었다. 그 중증이 완치되는 것으로 보아 녹용의 효과에 놀라지 않을 수 없었다.

최 모 씨뿐만 아니고 이웃 면에 사는 사람의 부인이 임신하자 유산을 하게 되었고 그게 습관화되어 잉태되면 유산하게 된다고 했다. 이번에도 수태하자마자 아랫배가 당기고 피가 조금씩 흐른다고 하면서 찾아왔다.

유산할 때 쓰는 처방인 금궤당귀산金櫃當歸散을 지어 주었으나 별 효력이 없었다. 그래서 녹용을 넣어 다시 지어 주었더니 통증과 하혈이 없어지면서 정상이 되었다. 그 부부는 소원이던 순산을 했다. 녹용의 신비를 재차 확인할 수 있는 실례였다.

그러나 녹용이 아무리 좋다고 해도 그 한 가지 약으로 병을 다 고칠 수는 없다. 녹용은 우리가 집을 지을 때 주춧돌 역할을 하게 된다. 집이 완성되려면 주춧돌을 놓고 기둥을 세우고 벽을 쌓고 지붕을 씌우고 벽지를 바르고 해야 된다. 역시 용약하는 데 있어서 녹용이 그 주춧돌 역할을 하고 사물탕이나 십전대보탕이 기둥 역할을 한다.

군신좌사론君臣佐使論에 따라 병 증세에 따라 가미하는 약들을 좌사라고 하여 처방이 완성된다. 녹용이 군으로 임금이 되고 신은 사물탕이나 십전대보탕이 되고, 좌사는 가미하는 약으로 힘을 합쳐 적군인 병마와 싸워 이길 수 있는 것이다.

녹용의 신비는 그뿐만이 아니다. 필자가 선도 수련을 할 때 회장이라는 분의 딸이 사흘이 멀다 하고 소아청소년과 의원에 출입하다가 생각 끝에 필자를 찾아왔다.

여아는 첫눈에 얼굴색이 빈혈성으로 핏기가 없이 새하얗고 허약한 체질로 감기 같은 잔병을 달고 있었다. 이럴 때 녹용을 어린아이의 나이에 맞추어 사물탕이나 십전대보탕, 보중익기탕에 넣어 먹이면 건강체로 바뀌면서 병원 출입을 하지 않게 된다. 어릴 때 몇 첩 먹이는 보약이 장성하여 수십 첩 먹는 것보다 낫다. 처음부터 주춧돌을 잘 세워야 하기 때문이다.

그 따님은 두어 번 녹용이 든 보약을 먹고 건강하게 잘 자라서 시집을 가게 되었고, 결혼식에 참석했을 때 보니 건강한 모습이었다. 녹용의 신비를 새삼 생각하지 않을 수 없다.

우리는 주어진 삶을 좀 더 유익하고 지혜롭게 살아가기 위해, 어렵지 않게, 조금만 신경을 쓰면 백년대계를 위한 최고의 방법이 될 것이다.

보약補藥과 사약瀉藥, 공하약功下藥

　　　　　　한방치료를 하려면 보補와 사瀉를 구별해서 용약해야 한다. 만약 실증 열성 체질이라면 사를 해야 하고, 왜소한 허증 체질이라면 보를 해야 한다.

　한약이라면 무조건 보약이라고 생각하지만 그렇지 않다.

　사약이라고 하면 죽을 사死 자를 쓰는 것이 아니라 설사한다는 뜻의 사瀉 자를 쓰므로, 하재를 말한다. 실증으로 변비가 있고, 혈압도 높고 숨이 찰 정도로 비만한 경우 보를 하지 않고 사하시키는 약으로 황련, 황금, 황백, 치자 같은 약을 쓴다.

　비위가 약해 잘 먹지 못하고 마를 때에는 보약으로 녹용, 인삼, 황기, 백출, 백작약, 산약, 산수유, 구기자, 육계 같은 약을 쓴다. 잘못 판단하여 역으로 사용하게 되면 병이 도리어 악화하여 위험해진다. 의원이 용약법에 의해 제대로 쓴다면 백발백중 치료가 가능하다.

실용 의서인 『방약합편』을 보면 상통에는 주로 보약으로 구성되어 있고, 중통에는 보와 사를 동시에 하는 약들로 처방되어 있고 하통에는 치료하는 공하약으로 구성되어 있다.

상약으로 구성된 처방은 늘 먹어도 되지만, 하약인 공하약은 치료되는 즉시 중단하여야 한다. 대체로 보약과 사약으로서 동시 처방된 중통 처방의 경우 바람직하면서 환자의 상태와 체질에 따라 활용하는 방법이야말로 최선이라고 본다.

독극약에 관하여

이천의 『본초강목』에 기록된 것만 해도 1,890여 가지의 약이 있다. 우리는 장수비법으로 어떤 특별한 약이 있을 것이라고 막연히 생각할 수도 있다. 그러나 모든 약 중의 한 가지 약을 써서 만병통치적 역할을 할 수는 없다.

예를 들어 고가 약에 속하는 인삼만 하여도 소양인 체질에는 오히려 해가 된다. 그러니까 모든 약이 체질이나 증상에 맞아야 좋은 약이 된다. 만인에게 한 가지 약으로 완전무결한 특효약이 없다고 할 수 있다.

그렇지 않다면 처방술이라는 것이 아무 쓸모가 없을 것이다. 약끼리 서로 협조하고 상극하는 것을 알아야 제대로 처방하므로 효과를 극대화할 수 있을 것이다.

약에는 독약 5종으로 웅황, 자황, 신석, 예석, 경분이 있다.

극약으로는 부자, 천오, 만타나화, 파두, 여로가 있고 극성 약으로는 43종이 있다. 그 외에도 독초로 초오, 건칠 등을 들 수 있다. 독약 5종은 독성이 심하므로 함부로 써서는 안 된다. 극약 중에는 부자, 천오가 아주 많이 상용하는 약이다.

이런 약들은 법제(해독)해서 쓰면서 주의가 필요하다.

많이 쓰는 극성약은 백부자, 보두, 황단, 감수, 천오, 초오, 영사, 대극, 남성, 뇌환, 원화, 견우자, 사간, 전갈 이상 스물네 가지로 독성이 있는 약일수록 해독을 해서 잘 쓰면 탁월한 효과를 볼 수 있다.

인삼은 처세의 양장이고, 부자는 극약으로 난세의 장군이라고 한다. 인삼은 보약으로 애용하지만, 치료에 있어서 부자는 빼놓을 수 없는 역할을 한다.

중국산 약

중국산 약이라고 하면 무조건 나쁘다고 생각한다. 꼭 그렇지만은 않다. 그것은 중국이란 나라가 못살았을 때 하는 이야기이다. 옛날에는 사대주의 사상으로 중국 것이라고 하면 무조건 좋아했다. 약도 당제라고 하면 인정했던 것이 요즘에는 우리나라가 경제발전이 되고 잘살다 보니 중국 것이 시시하게 보이는 것이다. 해방 후 한국전쟁 때 우리는 미국 것이라고 하면 똥도 좋다고 하던 시절이 있었다. 그러나 지금엔 우리나라가 잘살고 경제적으로 풍족하다 보니, 그리고 한국 제품들이 잘 나오다 보니 생각이 바뀌었다.

사실상 중국 약이 아니면 약을 제대로 처방할 수가 없다. 왜냐하면 한의약이 중국에서 시작되었고, 광대한 지역에서, 우리 한국에서 생산되지 않는 온갖 약초들이 생산된다. 예를 들면 꼭 없어서는 안 될 감초라든가 사인, 부자 같은 중요한 약재들은 수입

하지 않으면 약을 처방할 수 없는데도 어떤 이들은 중국산을 쓰지 않는다고 새빨간 거짓말을 한다.

약을 수입할 때에 식약청에서 검사해서 불량한 약들은 폐기 처분한다. 그러니 중국 약을 안심하고 먹어도 된다. 이제 점차 중국 약이 어쩌고 하는 말이 사라지고 있다. 약에 대해서 알고 먹어야 하고 그런 잘못된 선입견은 버리는 것이 옳다.

중국의 국력이 더 커지면 중국 약이 고가 약이 되어 우리가 활용하기에 힘들어질 때가 있을 것이다.

소아양약

젖을 먹는 소아에게는 어떤 약을 먹이면 좋을까?

유아가 병을 앓으면 그 부모는 답답하기 그지없이 애를 태운다. 그럴 수밖에 없는 것이 말을 못 하니까 어디가 아픈지 알 수 없다. 발갛게 상기되고 열이 오르면서 울거나 탈기 상태가 되어 맥을 못 추고 앓고 있을 때 그 부모가 무엇이라 말할 수 없을 만큼 애간장이 타는 것은 어디가 어떻게 아픈지 알 수 없기 때문이다.

그러나 어린애들이 주로 앓는 병은 아직 정신적 혼이 육체에 견고하게 자리를 잡지 못하고 있으므로 주로 잘 놀라는 경풍증으로 객오客惡, 증오憎惡라고 한다. 입을 꽉 다물고 경련을 일으키고 인사불성이 되기도 하는데 그럴 때는 당황하지 말고 가만히 눕혀 사지를 주무르고 소상혈을 바늘로 따준다. 열 손가락의 두 줄로 되어있는 첫마디가 새파라면 경락이 막힌 것으로경기를 잘 하게 되므로 사혈시키면 혈색이 좋아지고 건강해진다. 이것은 『오봉청낭결』이란 의서에 기록된 것인데, 지난날 대구에서도 어느 약국이 활용해서 소문이 자자했다.

대개 열이 내리고 정상상태로 돌아가지만 감기 등으로 인한 호흡기 질환이나 장과 위의 급성염증일 때에는 전문의를 찾아 치료를 받아야 할 것이다.

유아가 말을 못 하므로 진단에 어려움이 있다고는 하나 사실상 어린애의 병은 특수한 경우를 제외하고서는 감기나 배탈, 소화불량일 경우가 많다.

부모님들은 유아에게 예방접종을 잘 해야 하겠지만 그것 말고 항상 먹어도 좋은 양약을 소개해 본다.

유아들은 젖을 주로 먹고 자라기 때문에 젖만 소화를 잘 시키면 건강하게 잘 자라준다. 녹변을 보는 것은 배가 냉하기 때문이다. 그럴 때 음식이기도 한 맥아麥芽(보리 싹)를 먹이면 좋아진다. 설사하거나 녹변을 보다가 마침내 황변으로 바뀌면서 살이 찌고 우량아가 된다.

그 증거로 젖을 보리 짚으로 저으면 어느새 묽게 변해버리는 것만 봐도 알 수 있다. 또 산모가 어떤 이유에서건 젖을 떼려면 이 맥아를 먹으면 젖이 삭아 나오지 않는다. 젖을 먹여야 하는 임산부들은 먹어서는 안 된다. 젖을 뗄 경우이거나 젖몸살이 난 경우에 맥아를 먹어주면 된다. 이런 예로 보아 보리 싹인 맥아는 유방암 예방에 좋다고 볼 수 있다.

맥아는 유아에게 만병통치적인 역할을 해서 소화를 잘 시키면서 혈색이 좋아지고 잡병이 오지 않는다.

병원이나 약국에서 주는 약만이 가치가 있는 것 같고 흔히 먹는 음식 따위는 약으로서 가치를 느끼지 못하지만 실상 알고 보면 이런 것이야말로 비방 중의 비방이다.

산사육, 신곡, 맥아 이 세 가지 처방으로 만병통치적인 역할을 하는데 장염이 심하면 금은화(인동꽃), 포공령(민들레 전초)을 가미한다.

맥아 3, 신곡 2, 산사육 1, 포공령 1, 금은화 1의 비율로 한다.

산사육, 신곡(약누룩), 맥아 한 줌씩을 스테인리스 스틸 냄비에 넣어 20분 정도 달여 꿀을 약간 가미해서 수시로 먹인다.

신곡과 맥아는 효소제로서 소화불량에, 산사육(산능금)은 새콤한 맛으로 젖을 삭게 하고 감기에는 길경(도라지)을 가미하고 장염에는 포공령, 기관지 염증에는 금은화를 가미한다. 이상 약재들은 독성이 없고 순하여 장복해도 탈이 없다.

허약한 체질의 유아에게는 인삼이나 황기를 쓰고, 변비가 있고 실한 유아에게는 소량의 볶은 결명자를 쓴다. 모든 병치레에 가장 묘한 처방으로 녹용을 두어 푼 달여 먹이는 것이 최고의 양약이 된다.

태교와 임신 금기약

태교에 관한 얘기를 하자니까, 정말이지 요즘 세대 젊은이들은 과거와 비교하면 생각이 달라도 너무 다르다.

과거에는 먹고 살기 어려워 둘만 낳아 잘 기르자고 했다. 그때 당시는 산아제한도 여의치 않아 아이를 배는 대로 낳다 보니 그 중 상당수는 질병으로 죽는 경우가 많았다. 그렇지만 대체로 오 남매는 보통이고 십 남매까지 낳는 이들도 많았다. 그때만 해도 아들 선호사상으로 아들을 낳기 위해 아홉 번째 딸을 낳고 열 번째 아들을 낳는 경우도 흔했다.

먹고 살기도 어려운데 인구가 자꾸 늘어나다 보니 정부 시책으로 둘만 낳아 잘 기르자고 했다. 그러나 지금 시대에는 아이를 갖지 않기로 하고 결혼한다니까 세상이 많이 달라졌다.

어쨌든 임신을 했을 때 필요한 것이 태교이다.

고전에 옛 선인들은 아이를 갖기 위해 하늘에 기도를 올리고 길일을 택하여 합방했다. 남자도 정이 충만한 상태에서 교접하는 데 남자의 정기가 여자의 음기보다 세면 남아가 되고, 그 반대이면 여아를 잉태한다고 했으나 꼭 그렇다고는 볼 수 없다. 다만 여자만 수두룩 낳는 경우는 남자의 정기가 약하지 않을까 하는 짐작을 하는 것이다.

잉태된 상태에서 여자는 항상 건전한 생각으로 독서와 음악을 즐기면 배 속의 태아에게 좋은 영향을 끼친다. 항상 언행을 조심하며 놀라지 않아야 하고, 만약에 칼부림 같은 폭행으로 배 속의 아이가 놀랐다면 그 배 속 10달이 생후 100년으로 쳐서 해당하는 시기에 검난을 당한다고 한다.

합방할 때 성전 같은 곳이나 뇌성벽력이 치거나 초하루 그믐날은 피한다고 한다. 이런 것은 미신이 아닌 과학적인 근거가 있다고 본다. 배 속의 태아가 교육을 잘 받아 출생해서 성장했을 때에 그 영향으로 하여 좋은 생애를 살아가는 것은 당연지사일 것이다.

임신 금기 약으로는 파혈하는 약이나 극약과 극성약들이 있다. 파혈하는 약들은 홍화, 도인, 적작약, 목단피, 소목, 강황, 반하, 남성, 대황, 연교, 치자, 부자, 천오, 초오, 건칠(옻), 우슬, 견우자, 삼릉, 수질(거머리), 대극, 후박, 통초, 유황, 오공(지네), 우황, 사향 등이 있다.

음식으로는 생강, 율무, 자라고기, 잉어, 말고기, 토끼고기, 개고기, 마늘 등 그 외에도 많지만, 이상 중요한 것으로 금기시해서 먹지 않는다.

산아제한하던 시대에 한 촌부가 보건소에서 콘돔을 나눠주는데 직원에게 "좀 많이 주세요. 저희 남편은 밤마다 달려들어서…" 하면서 콘돔을 받고선 그걸 다 써먹기도 전에 남편이 죽어버렸다는 에피소드가 있다.

당시만 하여도 일부 무식한 이들이 불임약을 먹고 성행위를 한 결과 기형아를 낳아 평생을 불우하게 보낸 사실은 지금에는 다 지난 이야기가 되고 말았다.

아들을 낳기 위해 남자가 정력 보양제인 육미지황탕을 먹기도 하고 동의보감에 기록된 것으로 잠자리 이불 밑에 도끼나 웅황이란 독약을 임부가 차고 자거나 하는 양밥을 했는데, 이제는 진맥할 때도 임부의 왼쪽 맥이 실하면 남자고 오른쪽 맥이 실하면 여자라고 하던 진맥법은 다 쓸데없는 것이 되었다.

9장

병증에 따른 처방술과 약

총명제

　　총명제라고 하면 공부하는 학생들이나 먹는 것으로 알고 있는 경우가 많다. 그러나 총명제는 누구나 다 먹을 수 있는 약이다. 특히 노인이라면 건망증이 심하면서 치매가 오기 쉽다. 이럴 때 총명제를 먹어주어야 한다. 총명제는 뇌세포를 활성화시켜 뇌가 피로해지지 않고 뇌경색이나 뇌출혈, 중풍 예방을 할 수 있다. 뇌가 각성하면서 맑아지면 뇌에 관한 병들이 당연히 예방된다.

　　실제로 수험생들에게 총명제를 먹이면 온종일 공부를 해도 피로를 모르면서 입력이 잘 되어 몇 배의 능률을 올릴 수 있다. 총명제는 십전대보탕, 팔물탕, 사물탕에 가미하여 처방한다.

　　총명제에 원지라는 약을 쓰는데 멀 원遠 뜻 지志 즉 뜻이 멀다고 하여, 의지가 굳어지고 정신력이 강해진다. 석창포石菖蒲는 마음을 열어준다는 의미로 정신을 맑게 하는 작용을 하고, 백복신白

茯神은 수십 년 묵은 소나무 밑동에 기생하는 괴근塊根으로 역시 심지가 흩어지지 않고 총명해진다는 약이다.

『방약합편』에 기재된 약성가를 알아보면 '원지기온구계경遠志氣溫駆悸驚 안신진심익총명安神眞心益聰明'이라고 한다. 곧 원지는 성질이 따뜻하고 놀란 심장과 마음을 안정시킨다.

'창포성온개심규菖蒲性溫開心竅 거비제풍출성묘去痺除風出聲妙'라고 창포는 성질이 온하고 마음을 열어주고 풍과 뒤틀리는 증세를 제거하고 막힌 음성을 나게 하는 데 묘하다.

'복신보심선진경茯神補心善眞驚 황홀건망노애정恍惚健忘怒哀情' 복신은 심장을 보하고 놀란 증세를 진정시키고 황홀함과 건망증과 노환 증세를 없애준다.

한방은 이런 면에서 여타에서 흉내 낼 수 없는 약들로 구성되어 고통을 풀어주는 우수성을 지니고 있다.

총명제에 대해서 체험한 예를 들어보면 필자가 지어 준 총명제를 먹고 두 사람이 고등고시에 합격했으며, 세무직원이 세무사 시험에 합격했고, 농협 여직원이 승진시험에 합격한 바가 있다.

당시에 고 3 수능생들은 온종일 공부에 시달리다 보니 뇌가 피로해져서 능률이 오르지 않을 때 뇌에 총명제를 쓰므로 청뇌가 되면서 엄청나게 좋은 효과를 볼 수 있었다.

이 총명제는 수험생들만이 먹는 것이 아니라 남녀노소 불문하고 인체에 가장 정교한 기관인 뇌를 총명하게 해줌으로 노인 치매 증상까지도 예방할 수 있다는 것을 알고 활용할 수 있다. 그런데도 한방을 미개 의학으로 도외시하면서 무슨 원수처럼 꺼리는 이들도 있는데 그만큼 생에 있어서 마이너스적인 손해를 보는 우매한 소치이므로 안타까운 일이다.

변비와 설사

장에 이상이 있으면 변비나 설사를 하게 되는데 변비도 문제이지만 설사도 문제이다. 며칠 변을 못 보면 변이 염소똥같이 되어 손으로 파내는 예도 있다. 그 증상으로는 얼굴에 열이 달아오르고 가슴이 답답하고 화닥질이 난다. 하루 한 번씩 묵은 찌꺼기를 내보내야 하는데 음식 찌꺼기가 장에 차여 나오지 않는다면 그 피해가 심각할 수밖에 없다.

찌꺼기의 독소가 항문 밖으로 배출되어야 하는데 그러지 못하고 독소가 전신에 퍼지면서 피부도 탁하고 건조하게 된다.

변비 환자들은 운동을 많이 하면서 시원하게 물을 자주 마셔주어 장의 운동작용이 잘되어 변이 제대로 나오게 해야 한다. 먹는 음식은 채식 위주로 하여 섬유질이 장벽을 닦아내게 한다.

쌀밥, 보리밥, 혼식 밥이나 잡곡을 먹도록 한다. 찹쌀밥이나 수제비는 장벽에 달라붙으므로 되도록 금한다.

생지황을 깨끗이 씻어 공복에 한두 뿌리씩 먹으면 쾌변이 된다. 약으로는 온백원이나 공연단이 있는데 준하제로 먹고 나면 배가 아프면서 설사를 하게 된다.

일반적으로 마자인(삼씨), 도인(복숭아씨), 행인(살구씨), 현삼, 건지황, 동과자, 진교 같은 약들은 만성변비에 쓸 수 있다. 반대로 만성적으로 하루 몇 번씩 설사하는 경우에는 장이 냉해서 그렇다.

태양도 낮에는 따뜻하지만 해가 지면서 기온이 내려가듯이 인체도 나이가 들어가면서 점차 냉해지게 되므로 정도에 따라 변이 묽어지거나 설사를 하게 된다. 이런 경우에 하복부를 따뜻하게 해주고 뜸을 뜨거나 손바닥만 한 돌을 주워 가스레인지에 5분 정도 달궈 수건으로 싸서 한 시간 정도 데워주면 좋다. 먹는 음식은 찹쌀을 섞어 주식으로 하고 냉채소나 냉수는 금하고 육식류가 좋다.

약으로는 인삼, 부자, 건강, 생강, 가자, 육두구, 괴화, 저근백피(소백피), 천초, 육계, 백출, 오매, 빈랑, 진교 같은 약들을 가미해서 쓴다.

요실금

　　한약을 먹으면 간이 나빠진다는 뜬소문이 떠돌고 있는데 그것은 사실이 아니다. 한약은 일부 독극약이나 극성약, 광물성약을 제외하고는 대개가 초근목피로 우리가 먹을 수 있는 음식물과 같은 것이다. 예를 들어 기침이나 소화불량에 나복자(무씨)를 먹거나 사삼(더덕), 길경(도라지)을 먹는다. 은진(두드러기)에는 우방자(우엉씨), 지실(탱자)을 쓰고 불면증에는 산조인(산대추씨)을 쓴다.

　신장이 나빠 붓는 증세에는 차전자(질경이씨)를 쓴다. 또한 혈행장애로 불면증이 생길 때에는 대조(대추)를, 숙취에는 갈근, 백편두(제비콩)를 쓴다. 정력이 약한 데에는 복분자딸기를 쓰고, 심장이 약하여 가슴이 두근거릴 때에는 연자육, 각기 증세에는 모과를 쓴다.

　혈압과 당뇨에는 상심자, 상엽(뽕나무잎)을 쓰고 눈이 나쁠 때에는 석명자(냉이씨)를 쓴다. 감기와 소화불량에는 진피(귤껍질)을 쓰고 요실금에는 구자(정구지씨) 등등 다 열거하자면 지면이 모자란다.

이렇게 우리가 상용하는 음식물이나 다른 바가 없는 한약을 먹고 간이 나빠진다는 것은 말이 되지 않는다. 실제로 신약으로 못 고치는 B형 간염, 간 경화 증상도 한약으로 얼마든지 고칠 수 있는데도 간이 나빠진다는 것은 어불성설에 모함에 불과하다.

한방보다 신약이야말로 독성으로 인해서 부작용이 따르는 경우가 많다. 진통제인 아스피린 계통의 약들을 장복했을 때 암을 유발할 수 있다고 한다. 실제로 필자의 친구 부인이 머리가 아파 아스피린이나 팜피린을 평생 장복하였는데 갑자기 췌장암으로 사망한 예도 있다.

여성 갱년기 장애군이 에스트로겐을 장복한 결과 유방암이나 자궁암이 발생할 수 있다고 한다. 부신피질 호르몬제인 스테로이드는 피부병과 진통에 신효하지만 장복하였을 때에는 골다공증과 함께 신장, 간장이 망가진다.

항생제도 장기복용하였을 때에 비장과 위장이 상하게 된다.

갱년기 장애로 여성들이 에스트로겐을 장복하면 인체는 약에 의존해 자생력이 떨어지면서 중독에 부작용이 오지만 한약은 그렇지 않다.

보정강장하는 녹용이나 인삼 같은 약제를 복용하였을 때 여자는 에스트로겐, 남자는 테스트테론을 스스로 만들어 내므로 장복한다고 해서 면역력이 떨어지는 부작용이 오지 않는다. 그 때문에 갱년기를 극복하고 노화를 늦춰 건강 장수할 수 있다.

산후병

　　　　　　　산후조리를 잘못해서 얻은 병은 평생 가도
못 고친다고 한다. 그 병을 고치려면 아이를 새로 낳아 조리를 잘
함으로써 고칠 수 있다고 한다. 그러나 병을 고치려는 방편으로
아이를 더 낳는다는 것은 생각해 볼 문제인 것이다.

　　군위군에서 영업하고 있을 때 산후조리를 하지 못해 병을 얻어
찾아온 부인이 있었는데 얼굴이 벌겋게 화기로 달아오르고 손에
근육이 죽어 들어가는 근육위축증과 함께 온 전신이 아파 못 견
디겠다고 했다.

　　시어머니의 고약한 심보로 인해 유산한 뒤에 논에 들어가 일을
해서 얻은 병이라고 했다. 약을 먹고 근육위축증도 없어지면서
얼굴이 정상이 되었고 아픈 데도 없어졌는데 1년이 지나자 새로
증상이 나타나 약을 지어갔다.

　　요즘엔 그런 시어머니도 없을 것이고 산후조리원이 잘 되어있

어 산후조리병이란 옛날 말이 되었다. 어쨌든 산후에는 풍風, 한漢, 습濕 삼사기三邪氣(바람, 냉기, 습기)에 노출되지 않게 주의해야 한다. 또 산후에는 항상 몸을 따뜻하게 하고 음식도 따뜻하게 먹고 속이 답답하더라도 무조건 냉장고 음식을 금해야 한다.

여름철 산후조리가 안 되는 이유로 시원한 에어컨이나 선풍기 같은 냉기에 노출되기 쉽고 몸을 냉하게 돌리기 때문에 병으로 고생한다는 것을 잊지 말고 기억해 두어야 한다.

생리불순

        남성이 정을 간직해야 건강하고 또한 자신의 부인도 사랑스러워진다. 그래서 부인까지도 생에 즐거움을 느끼게 될 뿐 아니라 사랑을 듬뿍 받아 환한 얼굴로 행복해지면서 건강해질 수 있다. 남편의 정이야말로 부부애를 즐길 수 있는 행복의 원천이 됨을 알 수 있다.

    그런데 인간의 건강에 가장 원천인 정액이란 비단 남자에게 한한 문제가 아닐 것이다. 여자에게 있어서도 생리불순이라든가 생리통, 자궁 냉으로 오는 대하 같은 증세가 있다면 참다운 부부애를 맛볼 수 없다.

    여자들은 생리만 순조롭게 적당량이 제 시기에 맑고 붉은 색깔로 잘 나온다면 완전한 건강 상태로 생을 즐길 수 있다. 그 반대로 생리가 시원치 않아서 냉대하기로 멍클멍클 엉켜 나온다든가 양이 적으면서 검다든가 악취가 나거나 갑작스레 많이 나온다든가 생리 때 아랫배 통증이 심한 좋지 않은 증세에 시달리다 보면 삶이 힘들어진다.

처녀들이 이런 증세가 있다면 불임의 원인이 되기도 하고 따라서 결혼 후에 불감증이 오면서 진정한 부부 사랑의 환희를 맛보기 어려울 것이다.

이러한 부인병은 타고난 체질, 즉 냉하고 습관적인 빈혈성으로 혈액순환이 잘 되지 않는 신체적 요인으로 오는 경우도 있지만, 대개는 갱년기와 노화에 의해 비만해지면서 혈압, 당뇨, 간 질환, 면역력 저하와 같은 대다수 병으로 명을 단축하는 결과를 초래할 수 있다.

이런 비만 해결의 방법으로 약이든 간식이든 어떤 방법이든 절식을 하고 부단한 노력으로 건강을 지켜야 한다고 본다. 대체로 살이 빠지는 식품으로는 보리, 메밀, 조, 옥수수, 율무, 수수 같은 잡곡을 먹는다.

그중에서도 율무밥을 해 먹으면 살이 빠지면서 단단해지는데 소음인의 경우 율무밥은 받지 않는다. 젊었을 때는 호르몬 분비가 잘 되어 살도 찌지 않다가 갱년기가 되면 여성 호르몬이 부족해지면서 배가 나오고 살이 찌게 된다. 나잇살이라고도 하는데 더 노화되면 그때부터는 살이 빠지고 처진다.

이런 것은 어쩔 수 없는 생의 과정이기도 하다.

10장

임상체험례

임상체험례

어렵사리 한약업사 시험에 합격하고 군위
군 우보면 장터에 방 한 칸이 달린 남향집 점포를 얻어 개업하게
되었다. 설날을 지낸 2월의 추운 날씨에 방 안에 웅크리고 있었
다.

벌써 개업한 지 열흘이 넘어서고 있는데도 한 사람의 환자도
찾아오지 않고 있었다.

대구에서 우보로 출퇴근하다 보니, 마을 사람들이 '저자는 매
일 시계불알처럼 왔다 갔다 하는 게 일인가 보다' 하고 비웃을 것
같아 고개를 숙인 채 사람들을 피해 다녔다.

그날도 무료하게 시간을 보내고 있는데 젊은이가 모친과 함께
약방 문 안으로 들어섰다.

"선생님, 제 아들이 철공소 일을 하는데 피부병을 얻어 병원이
란 병원은 다 다녀 보아도 병이 낫지 않아 걱정하던 차에, 제 고향

인 우보에 한약방이 개업했다는 소식을 듣고 찾아왔심더. 제 아들 병을 고쳐 주이소." 했다. 그 아들을 보니까 얼굴과 손에 온통 붕대를 칭칭 감은 것을 풀고 옷을 벗어 보이는데 온몸이 덕지덕지 부풀어 있고 진물이 흐르는 게 문둥병 환자 같았다.

과연 이 병을 고쳐 낼 수 있을까 하는 생각도 들었지만 '방풍통성산' 한 제를 지어 주었다. 모처럼 기다렸던 첫 손님인 환자가 낫지 않는다면 우보 덕인당 한약방이 별게 아니라고 소문날 것 같았다. 그렇게 되면 앞으로 영업에 지장이 있을 것 같다는 생각보다는 젊은이의 앞날이 더 걱정스러웠다.

당시 계산성당 새벽 미사에 참여하고 있었기에 '주님! 그 젊은이의 병을 고쳐 주옵소서!' 하고 기도를 바쳤다. 며칠 뒤 그 모친이 다시 찾아왔다. "선생님! 아들 병이 다 나았심더, 이젠 진물이 나지 않고 싸맸던 붕대도 풀고 다니게 되었심더. 아들은 돈도 없고 해서 그만 먹겠다고 하는데 부모 마음은 어디 그렇십니껴, 아무리 형편이 곤란해도 확실히 병 뿌리를 뽑아야겠다는 마음으로 반 제만 더 지어주이소."라고 하였다.

속으로 '오! 주님 감사합니다' 하고서는 반 제를 더 지어 주었다. 기도 덕분인가 신비한 한약의 효능인가, 어쨌든 나의 어깨가 으쓱 올라가는 기분이었다.

장날이었다. 아무래도 장날은 공칠 확률이 낮다. 과연 육십 초

반의 할머니가 약방을 들어섰다. "선생님, 갑자기 며칠 전부터 팔이 아파 쓸 수가 없어 여간 불편한 게 아닙니더. 약 다섯 첩만 지어 주이소." 약 다섯 첩으로 못 쓰는 팔을 쓸 수 있을까 하는 의구심이 들었지만 어쩔 수 없이 극약인 천오가 들어가는 '행습류기탕' 을 다섯 첩 지어 주었다.

그런 뒤 조금 후 젊은 여인이 다리를 절면서 들어섰다. "선생님, 이 다리가 아파 절뚝거리면서 다니는데 약 다섯 첩만 지어 주이소." 약 다섯 첩을 지어먹고 저는 다리가 나을까 싶었지만 별수 없이 '독활기생탕' 다섯 첩을 지어 주었다.

과연 장날이었다. 이번에는 경운기를 약방 앞에 세워두고 중년 남자가 들어섰다. "선생님, 미치광이 동생 때문에 골치가 아픕니더. 다방에 가서 기물을 두들겨 부숴 손해 배상을 하고 이유 없이 사람들을 폭행하는 바람에 파출소에 연행되기도 했지만, 미친놈이라고 번번이 풀려 나오곤 했심더. 이제는 어쩔 수 없이 동생 놈을 기둥에 묶어 두었습니다. 아무래도 이놈은 정신수용소에 쳐 넣어야겠심더. 그래도 이놈이 불쌍해서 약 다섯 첩만 지어주이소." 그날은 이상하게 약 다섯 첩짜리 환자만 들어오는 것이 좋은 징조인가 아니면 나쁜 징조인가 하고 '대승기탕' 다섯 첩을 지어 주었다.

'대승기탕' 처방에 들어가는 대황이라는 약은 기운을 쑥 빼는 아주 강렬한 약으로 미치광이가 지붕에 올라가 광소를 하는 증세에 쓰는 약이라고 되어있다.

그날 하루 세 분 손님을 받았으나 한 제 약값도 되지 않았다. 앞으로 이런 시골에서 영업하자면 상당히 힘들어 고전해야 할 것이라 생각이 들었다.

다음 장날이었다. 팔을 잘 못 쓰는 할머니가 찾아와서 "선생님, 선생님이 지어 주신 약을 먹고 이 못 쓰던 팔이 이불을 개는데 쑥 올라가지 않겠습니꺼." 하고는 팔을 쑥 올려 보였다.

조금 있다가는 다리를 절던 여인이 문을 열고 들어섰다. 약 다섯 첩을 먹고 이렇게 신기하게 나아서 장터 곳곳을 다니면서 소문을 낸다고 했다. 앞으로 약방 홍보가 잘 될 것이라고도 했다.

희한하게도 걱정했던 것과 달리 연달아 이런 희소식을 듣고 있을 때, 미치광이의 형이 나타났다. "선생님, 동생이 그 약을 먹고 정신이 돌아와 기둥에 묶어 놓은 것을 풀어주어도 아무 탈 없이 잘 지내고 있습니더. 행여나 했는데, 다섯 첩 약이 정말 신통하게 병을 고쳐 주어서 고맙심더." 정신수용소에 강제 입원시켰으면 젊은 놈의 앞날을 망쳐 버렸을 텐데, 약 다섯 첩으로 완치된 것에 놀라지 않을 수 없었다.

의술이 좋아서인가 운이 좋아서인가, 신비한 한약의 효능인가. 어쨌든 덕인당 한약방의 행운이 열리는 계기가 되면서, 소문이 나고 별별 환자들이 찾아오기 시작하였다.

선곡동에서 산다는, 심하게 머리를 흔드는 아줌마가 찾아왔다. "선생님, 교통사고 후에 머리가 아프면서 이렇게 체머리를 앓게 되어 고생하는데 좋은 약이 없습니껴? 보다시피 돈이 없어 아예 고칠 자신이 없으면 약을 짓지 않겠습니더."라고 말을 하면서 계속 머리를 흔들었다.

병을 극복하고 싶은 욕망에 자신이 없다고 돌려보낼 수는 없었다. 못 고치면 돈을 내어 줄 생각을 하고, 일체의 옹조와 염증을 제거하는 '탁리소독음' 한 제를 지어 보냈다. 약을 지어간 지 열흘이 지난 뒤 그 여인이 다시 찾아온 모습을 보니 그렇게 심하게 흔들던 머리가 조용해졌다. "선생님, 이 머리 좀 보이소." 하고 내미는데 머리 백해 쪽에 시뻘건 핏덩이 혹이 솟아나 있었다. 그 핏덩이 어혈로 인해서 머리를 흔들었던 것이다.

개업한 지 한 계절이 지나고 따뜻한 봄 어느 날, 건장한 할머니 한 분이 찾아왔다. "선생님, 며늘아가 죽게 되었심더. 급성 B형 간염인가 뭔가 하는 병으로 병원에 가도 약이 없다고 해서 죽을 날만 기다리고 있심더. 손자 녀석들이 셋이나 되는데 누가 돌봐 키워야 하겠심니껴? 며늘아가 죽어서는 안 됩니더. 선생님, 병을 고치도록 약을 지어 주이소. 지금은 돈도 없고 약값은 가을에 농사지어 줄 테니까 부디 며늘아를 살려 주이소." 하고 무식이 용감하다고 막무가내였다. 낫고 안 낫고는 약을 써봐야 알겠지만, 병을 고치지 못한다면 약값은 포기해야 할 것이었다. 이런 노인의 사정을 들어주기로 하고 약값은 문제 삼지 않기로 했다. 중한 증세라 세 제의 약을 짓고 보니 한 보따리였다.

세월은 빠르게 흘렀다. 또 한 계절이 지나고 그 할머니가 돈뭉치를 싸 들고 찾아왔다. "선생님, 고맙심더. 며늘아가 다 나았심더. 의사가 한약에도 그런 약이 있는가 하고 믿어지지 않는다고 합디다." 생각지도 않고 있었는데 현대 의학으로 손을 쓸 수 없는 바이러스에 의한 B형 간염이 한약으로 치료되다니…. 의사가 도저히 이해가 안 간다고 할 수밖에 없는 일이었다.

그 뒤에 소문을 듣고 환자 두 분이 내방했는데, 두 분 모두 막노동 일을 하면서 음주로 인한 간경화증 환자였다. 소양인 체질의 환자에게는 '용담사간탕'을, 소음인 체질의 환자에게는 '인진오령산'을 지어 주었다. 그 약을 먹고 소양인 환자는 완치되었는데 소음인 체질의 환자는 약을 먹는 중에 술을 끊으라고 타일렀는데도 금주하지 못하고 다시 술을 입을 대었으니, 약 주고 병 주고라서 나을 턱이 없었다.

또 우보중학교 교사가 방문하였다. 그는 배가 부르고 눈이 충혈되어 있었다. 이 사람도 B형 간염이라고 했다. 이 시골 조그마한 한약방에서 자신의 고질병을 고칠 수 있는가 하는 의구심에도 행여나 하는 마음으로 찾아온 것이다. 약을 먹고 완치되고도 모른 채 넘어가는 것을 보아 무시하는 태도가 분명했다.

어느 날 처질서의 동생이 내방했는데, 얼굴이 시커멓게 되어 심한 말기 간경화 상태였다. 술을 달아 놓고 먹는다고 해서 절대로 술을 끊어야 한다고 주의를 시키면서 '용담사간탕'을 지어 보냈는데, 끝내 사망하였다. 알고 보니 가족 몰래 술병을 이불 밑에 숨겨두고 마셨다고 하니 병이 나을 턱이 없었다.

또 중년의 여자분이 간염으로 병원에 한 달 동안 입원했다가 퇴원했다면서 찾아왔다. 얼굴이 누렇게 뜨고 맥을 못 추는 상태였다. 역시 한약으로 완치되어 직업인 방앗간 일을 다시 하게 되었다고 했다.

대구 달서구에 새 건물을 지어 영업을 시작할 때였다. 김○○ 이라는 분이 찾아와 이야기를 듣게 되었다. 그분은 B형 간염을 앓게 되어 내과 의원에 한 달이 넘도록 다녔는데 어느 날 간호사가 딱해 보였던지 귓속말로 간염에 대한 약이 없으니 그만 오라고 일러주더란 것이다. 그 소리를 듣고 절망한 상태로 죽기만 기다리고 있는데, 무식이 병을 고친 할머니 딸이 덕인당 약을 먹고 나았다고 해서 소개받았다고 했다. 약을 지어 먹고 치료가 되어 이렇게 선생님을 만나게 되어 감사한다면서 보약을 지어간 일이 있었다. 나는 몰랐던 사실을 그의 말을 듣고 알게 되었다.

의사들조차 한약에 그런 약이 있느냐고 인정하지 않았지만 능히 간염, 간경화 심지어는 간암까지도 치료가 가능한 것은 임상 체험을 통해 증명이 되는 일이다.

*

고질병을 치료하다 보면 효과를 본 사람 중에는 모른 체하고 입을 다무는 사람도 있고, 여러모로 입소문을 내는 사람도 있다. 위장병으로 고생하던 사람의 소개로 찾아온 여성분이 위에 단단한 혹 덩어리가 있어 소화를 못 시키고 말라가며 고생하다가 필자가 지어 준 '소적정원탕'을 복용하고 그 단단하던 혹이 삭자 평생 위장병으로부터 해방된 일이 있었다. 또 약을 먹고 혹이 삭았다가 다시 세월을 두고 자랐을 때 약을 먹고 하면서 평생을 보낸 끝에 결국 암으로 사망하는 경우도 있었다.

의성군에 사는 한 사람은 위장병 때문에 고생한다면서 좀 봐 달라고 했다. 그분은 위장에 혹 덩어리가 만져질 정도였지만 아직은 고칠 가능성이 있다고 했는데, 돈이 없다고 약을 지을 수 없다고 했다. 그 후 일 년이 지나 병이 심해져서 고생 끝에 병원 진단을 받은 결과 위암 말기 증상인데 3개월 이상 살 수 없다고 했다.

그래서 진단을 받고 처형과 함께 내방했다. 돈이 없다면서 외상으로 약을 지어 달라고 했다. 약값 받을 생각은 포기하고 '소적정원탕' 처방으로 약을 지어 주었다. 다 먹고 난 후 찾아왔는데 혹이 거의 삭았지만 암과 싸우느라 지쳐 형편없이 바싹 말라 있었다. 이럴 때 '보중익기탕'으로 기운을 도와가면서 약을 써야 하는데 돈타령만 하고 돌아갔다. 그 후 생명 연장이 3개월이라고 했는데 한약으로 혹이 삭아 예측한 것과 달리 열 달 가까이 더 살고 사망했던 일이 있었다. 치료 약과 보약을 겸해서 계속 투약했으면 얼마라도 생명연장이 가능했을 텐데 안타까운 일이었다.

유방암의 경우는 타 암에 비하면 치료가 수월하다. 약령시에서 영업할 때 신협 직원으로 있던 아가씨가 수녀가 되어 유방암 말기인 언니를 데리고 왔다. 말기 암이라서 수술을 못 한다고 하였다. 유방이 마치 돌덩어리처럼 굳어 있었다. '십육미유기음' 처방으로 한 제 약을 지어 주었다. 그 약을 다 먹고 돌덩이 같던 유방이 물렁물렁해져서 수술을 받을 수 있게 되었다. 그 후 소식이 없다가 일 년이 지나 수녀님을 만났는데, 언니가 사망했다는 것이다. 수술만 하면 산다고 생각을 잘못하고 '십육미유기음' 처방의 한약을 계속 복용해야 하는데 형편이 어려워 약을 쓰지 않다가 보니 사망한 경우였다.

이런 경우도 있었다. 유치원 선생님이었던 분이 피임을 위해 자궁에 링을 몇 년 동안 넣어 두었는데 이상 반응으로 병원에 갔더니 자궁이 썩어 들어가서 수술을 해야 한다는 것이었다. 그분의 남편은 삼대독자로서 딸만 하나 있어 아들을 꼭 낳아야 하는데 자궁의 혹을 들어내면 대를 이을 수 없을 것이므로 이는 시부모님을 실망시킬 일이라 어떻게 치료할 수 없을까 하고 의논해 왔다.

'탁리소독음' 처방으로 두 제를 지어 주었다. 그 후 몇 년이 지난 어느 날 전화가 왔다. 필자가 지어 준 약을 먹는 동안에 계속해서 시커먼 핏물이 흘러나와 기저귀를 차고 다니다가 병원에 가서 진단을 받아 봤다고 했다. 진료 결과 한쪽 자궁에 깨끗이 새살이 살아나, 수술이 가능하여 다른 쪽 자궁을 잘라 냈다고 했다. 그 후 임신이 가능하여 아들을 낳았다며 고맙다는 인사를 했다.

한약은 수술 역할까지도 하는 신비한 약이다.

*

우보에서 부산으로 시집간 중년 부인이 친정에 다니러 왔다가 퇴행성슬관절염으로 너무 아파 우는 것을 본 동생이 우보 한약방에 가보라고 했다며 찾아왔다. 다리 관절염 환자들은 다리만 시원치 않고 외향은 건강해 보였다. '독활기생탕' 한 제를 지어 주었다. 결과는 부산으로 내려간 그 부인의 슬관절염이 낫는 것을 보고 그분의 친구가 찾아왔다. 다리를 내어 놓는데, 한방에서 학다리처럼 무릎이 부어 있고 무릎 아래 종아리는 말라 가느다래지게 되어 학슬풍이라고 부르는 상태였다.

그 부인은 얼마나 아팠으면 부은 무릎을 빙 둘러 가면서 쑥으로 떴는데 뜬 자리에 구멍이 흉터로 뻐끔뻐끔 나 있었다.

웬만한 관절염은 쑥뜸으로 치료하면 거의 치료가 가능한데 이 것은 난치증이라 과연 약으로 치료가 될까 싶었지만 멀리서 찾아온 손님을 실망시켜서는 안 될 것 같았다. 역시 '독활기생탕' 처방을 지어 주었다. 결과는 너무 좋아 그렇게 고생하던 학슬풍(퇴행성관절염)이 나았다는 연락을 받았다. 이렇게 해서 전국적으로 소문이 퍼지게 되었다. 왜냐하면 시집가거나 이주한 사람들이 고향에 와서 덕인당 한약방 이야기를 듣고 입에 오르내리게 되었기 때문이다.

퇴행성관절염, 류마티즘관절염, 디스크와 요통까지도 얼마든지 치료가 가능하다. 대개 허리 디스크와 요통 같은 증상은 잘못된 자세에서 혹은 좌섬요통이라고 하여 삐긋해서 다치거나 타박상 등으로 오는 경우와 갱년기 장애로 신허요통이라고 체력과 정력이 감퇴하면서 오는 경우가 대다수이다. 그 증상에 따라 약을 쓰면 거의 치료가 되어 건강하게 생활할 수 있다.

*

대부분 피부병 치료는 간을 해독시킴으로 완치된다.

은진(두드러기)의 경우도 음식을 잘못 먹어 그 독성으로 오는 질환이다. 지실(탱자), 우방자(우엉씨)를 쓰게 되는데 대부분 간의 독소를 해독시킴으로 치료할 수 있다. 서울에 거주하는 고객이 여섯 살 난 손자가 갓난애기 때부터 시작한 피부병이 낫지 않고 고생한다고 하면서 핸드폰으로 손자의 사진을 보내 왔다. 사진 속 손자의 온몸이 누룽지처럼 덕지덕지 눌어붙어 있는 걸 보고는 놀라지 않을 수 없었다. 쉽게 고쳐질 것 같지 않았지만, 그동안의 경험으로 '인진오령산' 같은 처방을 했고 6개월 동안 복용한 끝에 완치되었다. 아무리 심해도 한두 달이면 완치되는데, 6개월이 걸리면서 치료된 것만으로도 다행한 일이었다.

한번은 폐지 줍는 할머니가 역시 피부병 때문에 온 전신 붉은 반점으로 평생을 고생하다가 찾아왔다. 두 제를 지어 먹어야 완치될 수 있다고 하니, 한 제는 따님이 지어 줄 것이고 한 제는 자신이 폐지를 주워 모아둔 돈으로 짓겠다고 했다.

다 먹고 왔을 때는, 가슴 쪽에 붉은 반점이 조금 남아 있었으나 약 기운이 돌고 있는 중이라 시간이 가면 깨끗이 나을 것이었다.

구미에서 피부병으로 몇 사람의 환자가 소문을 듣고 약을 지어 갔는데 그중에 차 정비 업소를 하는 중년 남성이 와서, 필자에게 피부병에 관해서는 최고라고 했다. 그러나 그렇지 않다. 그 사람은 피부병만 치료했기 때문에 그렇게 인정한 것이지, 한방에서는 어떤 전문 분야를 선택하지 않고 모든 내과 질환이 다 치료 가능하다. 그것이 한방의 특수성이다.

전화국에 근무하는 처녀는 얼굴에 깨알 같은 까만 딱지 위에 까만 털이 송송 나 있는 증세로 찾아왔다. 이런 경우 간 해독을 한다고 될 문제가 아닌 난치병이다. 그러나 치료가 어려운 환자라고 외면할 것이 아니라 최선을 다해 극복함으로 보람을 느낄 수 있다.

그 아가씨는 보약과 치료 약을 겸한 '활혈윤조생진음' 처방으로 두 제를 먹고 치료가 되어 얼굴이 깨끗해졌다.

한번은 대구 남구 남산동에 사는 중년의 아주머니가 찾아왔는데 물체가 보였다가 안 보였다가 한다는 것이다. 안과 전문의의 진찰을 받은 결과, 보일 때는 시신경이 붙었다가 안 보일 때는 시신경이 떨어지는 증상으로 약이 없다면서 독일 약을 평생 먹어야 한다고 했다. 이 이야기를 듣고 근심 걱정으로 고민하다가 찾아왔다고 했다. 이분은 보약으로 '녹용대보탕'을 한 제 지어갔다. 보였다가 안 보였다가 하는 증세가 보이기만 하는 증세로 바뀌었다.

이분의 경우 갱년기 증상으로 간 기능이 위축되어 보간해 주고 기혈을 살려 줌으로 치료가 되었던 것이다. 이래서 안과 내과 하는 전문 분야를 구별하지 않고 종합적 치료를 하는 한의학의 우수성이 인정된다.

군위 우보에서 영업할 때 젊은 부인이 어린애를 업고 내방했는데 젖을 먹고 소화가 제대로 안되어 일주일이나 열흘 만에 새카만 좁쌀 같은 똥이 나온다고 했다. 어린아이를 보니 세상 귀찮은

듯 찌푸린 얼굴을 하고 있었다. 부인 말로는 계란을 먹은 것이 체하고부터 이렇게 되어 의원이란 의원은 다 찾아다녔지만 못 고쳤다고 했다. 그런 이유로 해서 아이가 크지도 않는다고 했다. 못 먹는데 어떻게 잘 자라겠는가? 당연한 일이다.

'부자이중탕' 한 첩을 열흘간 나누어 먹도록 지어 주었다. 열이 많은 어린아이에게는 극약이면서 대열약인 부자를 금기시하는데, 과감하게 써서 치료가 되었다.

어린아이가 환하게 얼굴이 밝아져서 왔는데, 부인이 이제는 제대로 하루 한 번 황변을 보고 살도 통통하게 찐다고 좋아하면서 치하했다.

장을 따뜻하게 하여 통변이 되게 한 것으로 때에 따라 과감한 판단을 잘 함으로써 치료가 가능했던 것이다.

부록

민간요법

- 증세에 따른 민간약

- 민간약에 따른 처방

민간요법

민간요법은 약값이 너무 부담스러워서 생긴 것인데, 영 엉터리인 것은 아니다. 예를 들어 갑자기 어깨 쪽이 결리고 아플 때 그 처방에 양밥으로 날아가는 파리 한 마리를 잡아 막걸리 한 잔에 타서 마시고는 빗자루를 아픈 곳에 몇 번 걸쳐 어깨를 툭툭 치는 것이다.

파리란 놈은 잘 날아다니기 때문에 어혈을 풀어주는 역할을 하고 막걸리는 혈액순환을 시킨다. 게다가 빗자루로 툭툭 침으로 나쁜 피를 흩어지게 해서 결리던 어깨가 풀어지는 것이다.

그 외에도 민간요법이 하도 많아 책으로 엮을 정도이다. 이런 민간요법들이 의료보험이 되고 의료기술이 발달하여 생활 수준이 좋아진 이 시대에 쓸모가 없어지면서 점차 사라지고 있다. 그러나 우리 생활에 밀접하므로 손쉬운 것을 버릴 게 아니라 잘 활용함으로써 도움이 될 것으로 생각한다.

증세에 따른 민간약

목木(간 질환)

숙취: 감, 녹차, 감주, 갈근, 갈화, 매실, 팥

중독, 해독, 식중독: 매실, 쌀뜨물, 녹두, 팥, 감두탕(감초+검은 콩), 식초

가스중독: 식초, 김칫국물, 맑은 공기

버섯중독: 금반지, 감초

간장병: 인진, 우렁이, 산돼지 쓸개, 녹두

옻 오른 데: 게장, 밤나무 잎, 솔잎, 메밀, 산초, 냉수, 부추즙

옴: 유황으로 씻는다.

식중독: 산사, 탱자, 생강, 메밀, 부추즙

대기오염(공 해독): 삼백초(화농성 체질), 흑두

구역질: 감꼭지

황달: 버드나무 뿌리껍질(화피)

간 나쁜 데: 단풍잎, 단풍나무 껍질

눈 맑게, 흑발: 뽕잎, 검은깨, 꿀

담석증: 율무

눈이 침침한 데: 파씨

결막염: 소금물

탈황: 아주까리 잎

돼지고기 중독: 은행알

복수: 무씨, 해바라기씨

잠을 쫓는 데: 감잎

수은중독: 유황

비상 독: 염소 피, 돼지고기

허약증: 달팽이, 족삼리혈에 뜸을 뜬다.

화火(심장)

토혈, 출혈: 건강 태운 가루, 보리 태운 가루

심장병: 달걀 기름, 연육, 연뿌리, 참개구리 가루, 맨드라미

고혈압: 솔잎, 감잎, 맨드라미, 개구리 가죽, 메밀, 뽕잎, 석류
피, 결명자, 다시마, 양파, 가지, 마늘, 생계란

빈혈: 당근즙 장복, 적포도주, 시금치, 동물 이자

우울증: 자귀나무 껍질

신경성 불면증: 산조인 초, 양파, 대나무 잎, 곶감, 대추, 부소
맥, 감, 밀감, 개자, 상추, 마늘, 파

비만: 율무, 무시래기, 잡곡, 생식, 단식, 메밀묵, 도토리묵

코피, 출혈: 밤껍질, 찹쌀 태운 가루, 반대편 발바닥에 마늘 붙임, 소상혈에 뜸(가운뎃손가락마다 뜨거운 물 담그기), 연뿌리, 건강 태운 가루, 미나리즙, 양배추, 뽕나무잎, 모든 출혈에는 맨드라미

중풍: 사관혈과 십선혈을 사혈한다, 비마자 기름

주사비: 치자, 살구씨

협심증: 삼백초

정신신경 불안, 불면증: 대추와 흰 파, 무궁화 나무껍질, 알로에, 선인장, 설탕과 함께 쓴다.

히스테리 불면증: 감초 10g, 대추 10알, 꿀 반 홉, 부소맥, 뽕잎

혈압에 의한 두통: 뽕잎

간질: 백해, 중극, 속골(뜸)

정신적 쇼크로 인한 졸도: 인중에 침

더위 먹거나 여름 타는 데: 청개구리 가루 태운 것, 소금물, 오이즙을 발바닥에 바른다.

소아간질: 염소 뿔 가루

경풍: 닭 볏 피, 소금물

반신불수: 봉선화꽃, 술에 끓여 겨자씨와 식초를 복용

중풍불어: 검은콩

중풍 예방: 뽕잎과 함께 술로 복용

뇌출혈, 뇌 경화증: 검은콩, 다시마

저혈압: 생강, 구기자, 부추, 호두 밝기

건망증: 솔잎

입 헌 데: 백반

신경쇠약: 감초, 꿀, 대추, 각등분

토±(비장, 위장)

급체: 생선, 산사육(육식체), 식초(계란체)

차멀미: 솔잎, 인삼, 레몬즙, 유황 파스를 배꼽에 붙인다.

떡이 목에 걸렸을 때: 식초

딸꾹질: 감꼭지, 설탕, 비파, 인삼, 밀가루, 고춧가루

구토: 무궁화꽃, 매실, 모과

설사: 매실, 모과, 찹쌀떡

개고기체: 살구씨

위확장: 매실

반위구토: 소 침

곽란 토사: 모과, 소금, 계피, 생강

위궤양: 백합, 양배추, 찹쌀, 찹쌀 떡국(단 것을 넣지 않는다.), 느릅
나무, 마, 감자, 숯가루, 결명자

위경련: 구운 마늘 복용

위산과다: 생강, 무즙

수종: 찔레꽃 열매(영실), 붕어와 팥, 연 잎사귀, 질경이, 마늘+
　　　잉어, 마늘+가물치

위냉무력증(식욕부진, 소화불량): 마늘 닭, 누에고치 가루(속이 뒤집
　　　　　　　　　　　　　혀 밥을 먹을 수 없을 때)

십이지장궤양: 알로에 술

만성위염: 마늘+달걀

위장 허약(식욕부진): 마

식체, 소화불량: 무씨

만성위염: 마늘 태운 가루

복통: 매실, 오미자, 인삼

복막염: 조롱박, 개구리

속이 답답할 때, 입 마를 때: 쌀뜨물

금金(폐, 대장)

감기: 무, 생강, 귤피, 꿀, 파, 모과, 곶감, 표고버섯, 찹쌀, 밤

기침: 석류, 행인, 호두, 해삼, 소금 찜질(감자와 함께), 비파 잎,
　　　달걀, 후추, 곶감, 패모

폐렴: 뱀장어, 잉어 피, 자라 피

건해: 오미자

해수, 천식: 상백피, 지골피, 감초

효천: 맥아당, 들기름

습담: 반하, 생강, 선인장

인후염: 소금, 도라지, 금은화, 포공영(민들레)

장 출혈: 지유

치질: 무궁화·선인장 찜질

소아천식: 꿀, 알로에, 생강

변비: 결명자, 다시마, 생지황, 도인(복숭아씨), 들깨, 미역, 한천, 알로에, 생콩

암치질: 소철

탈항: 달팽이 가루, 개구리, 아주까리 잎을 정수리에 바른다.

급성맹장염: 별꽃

악성 감기로 백약무효: 찹쌀 서 홉, 생강 다섯 쪽, 식초 반 종지, 파 뿌리 일곱 개, 무즙, 왜간장, 생강즙, 뜨거운 물에 부어 마신 뒤 취침

성대가 부었을 때: 배즙, 알로에

냉성치질: 쑥 방석

노인 해수: 행인, 꿀 생강, 검은콩, 부추즙, 잉어 태운 가루, 붕어 대가리, 대나무 기름

수水 (신장, 방광)

신장병: 옥수수수염, 지부자, 택사, 부평초, 질경이, 팥, 참깨, 비파엽, 맨드라미, 참개구리 가죽

당뇨: 두부, 백강잠(누에고치), 갈근, 녹두, 천화분, 달팽이

중이염(귀에 소리가 안 들림): 살아 있는 지렁이를 파에 넣어 귀에 넣는다, 생지황

강장: 구기자, 복분자, 토사자

탈모: 밤송이, 참기름, 뽕잎, 오디즙, 부추 뿌리 태운 것(참기름), 돼지 꼬리, 쌀겨기름, 배추씨 기름

강정: 누에, 음양곽, 마늘 가루

염색: 검은콩+식초, 부추씨, 새싹 덩굴, 도롱뇽 태운 가루

흑발: 돼지 쓸개즙 도포

부종: 뽕나무 가지, 팥, 미나리 뿌리

방광요도염: 벌집, 감, 들깨, 알로에

소변 불통: 마늘, 치자, 소금, 단전에 마늘과 치자를 붙이기도 한다.

갈증: 뽕나무 뿌리, 배즙

신장, 담석, 결석: 율무, 옥수수 뿌리, 우렁이(요로결석)

보신 허약증: 족삼리혈 뜸, 달팽이, 오미자, 백복령

야뇨증: 당근 구이, 귀뚜라미 태운 가루, 감씨 태운 가루

외신 음부 하감증: 달걀 껍데기 태운 가루나 가지 태운 가루를
　　　　　　　　　참기름에 개서 바른다.

성기 헌 데: 손톱 발톱 태운 가루를 참기름에 개서 바른다.

임질, 매독: 귤 태운 가루, 삼백초

귀가 먹은 데: 도꼬마리 씨, 잉어 쓸개

탈 미(눈썹): 뽕나무 뿌리 즙, 버드나무 잎

생발: 검은깨, 비파, 측백, 오미자

머리털을 아름답게: 귤껍질, 밀가루

조루증: 오배자, 금앵자, 연육, 목화씨, 상표 초, 산수유, 석류
　　　　　껍질

요통: 부추씨

정력 강화: 모려

낭습증: 달걀 식초

당뇨병: 두릅나무 뿌리

유뇨: 감씨 태운 가루

피부과

타박상: 치자, 생지황, 홍화

화상: 김, 참기름, 소금, 빼갈(술, 독할수록 좋다.), 달걀흰자, 오줌

동상: 생강, 마늘, 알로에

피물집: 소고기, 돼지고기 붙임

티눈: 뜸

주근깨, 기미: 율무, 복숭아씨, 백복령, 백강잠, 녹두 가루

여드름: 대황, 치자 가루

건선: 행인, 도인

사마귀: 뜸, 율무

무좀: 무화과

미안: 수세미, 감자, 도인, 율무

동상 예방: 소금

피부 뽀얗게: 소금 목욕, 생강, 마늘, 알로에

얼굴 주름: 돼지족발, 은행+꿀, 달걀흰자, 밤송이 껍질 가루를
꿀에 개어 쓴다.

벌레 물린 데: 식초, 화농성 체질은 삼백초

손발 튼 데: 알로에(노회), 도인(복숭아씨)+꿀과 함께

온몸이 가려울 때: 도꼬마리씨 삶은 물에 목욕

얼굴 미용(윤하게): 도인

검은 얼굴을 미백: 호박꽃

주근깨: 녹두 가루

옴: 유황

여성 냉증: 목화씨와 감초

냉증, 치질: 쑥 방석

월경통: 목화 뿌리

자궁출혈: 쑥, 매실 잎, 종려나무 껍질, 가지, 목화씨, 미나리

적백대하: 무궁화 뿌리껍질, 꽃, 지유, 회화나무 껍질, 부추,
　　　　　　생강

부인병 일체: 삼음교, 지압 등

젖이 안 나올 때: 수세미 태운 가루(물과 동복), 잉어 태운 가루,
　　　　　　　　　붕어 가루, 목화씨, 돼지족발, 땅콩, 벚꽃, 민
　　　　　　　　　들레

젖몸살: 선인장

산후 하혈: 뽕나무 껍질

겨드랑이 냄새: 생강즙

체질개선: 한천 .

자궁 난소 농양: 인동덩굴

자궁불임증: 익모초, 애엽

최유: 포공영, 돼지족발, 마

젖이 부었을 때: 팥

소아청소년과

소아간질: 염소 뿔 가루, 백해, 중극, 속골 지압자극

어린애 단독(소아 혀가 붓고 침을 흘릴 때)**:** 상백피 삶은 물로 씻는다.

소아두창: 오매

소아이질: 계내금

만성 질병: 알로에

소아천식: 꿀과 생강, 알로에

이비인후과

축농증, 비염: 신이화, 삼백초, 천궁, 알로에

치통, 고취: 소금, 삼백초, 천초 잎

이 갈 때: 설탕, 엿 한 봉지를 입에 물고 잔다.

목에 가시가 걸렸을 때: 봉선화씨

구내염: 상추 태운 가루, 백반 가루, 가지 꼭지, 매실

풍치: 마늘, 천초, 개자, 매실, 백반, 생강

치근농: 벌집

중이염: 살구씨, 생지황, 호두 기름, 살구 기름, 알로에

비색: 건강 가루

인후염: 감자, 식초, 부추 찜, 도라지, 감초, 생부자에 식초를 넣어 붙인다. 마늘을 코에 넣는다.

귀에 벌레: 전등, 생강즙

암 종류

모든 암: 살구씨, 동물의 췌장 가루

자궁암: 맨드라미꽃

위암: 두릅나무, 감자 생즙, 현미, 율무, 팥

위궤양 예방: 식초, 해삼, 비파 방석, 대나무 뿌리

식도암: 비파엽, 쑥

유방암: 다래나무 뿌리

직장암: 비파

간암 및 간종양: 비파 진액

인후암, 폐암: 비파 진액

자궁경부암: 호두나무 가지

췌장암: 버섯차

식도암 및 자궁암: 번행초, 능, 마름

식도, 위, 직장암: 순채

팔이 저리고 아플 때: 계지, 뽕나무 가지

요통: 부추씨

특정 관절염: 율무, 뽕나무, 노회

무릎관절 물 고인 데: 길경, 영실

못에 찔린 데: 뜸

광견에 물렸을 때: 개의 심장, 살구씨, 고추

수은 경분 유황 비상독: 염소 피, 돼지고기

두창, 종독: 계란 흰자위, 팥가루, 식초, 달걀과 머리카락

관절, 습비, 요슬, 풍독: 도꼬마리잎

류머티즘 관절염: 벚나무 껍질, 솔잎, 겨자, 유황가루

종기: 벌집, 노봉방

이소변 이관절: 무궁화 잎차

팔다리 관절: 쇠고기 절편

악창: 두꺼비, 금은화, 후추, 마늘, 파

수은, 유황중독: 돼지고기

요통, 사지 무력: 석류 껍질, 고추 술, 삼백초

악성 종기: 개구리 껍질, 파 뿌리, 백초상, 수선화(흑설탕과 함께), 밤송이, 버드나무 고약, 마늘, 파, 풋고추

떨어지지 않는 종기: 마늘 기름

병후 수면 후 졸도: 오줌

악창 헌 데: 뽕잎

신경통 관절: 솔잎, 소나무 껍질, 알로에 내복, 습포

연주창: 벌집, 밤꽃꿀, 고약

담으로 온몸이 아픈 데: 버드나무 껍질

지프테리아: 포도

귀울림: 생지황

열나는 데: 미나리즙

건망증: 솔잎

유종: 포공염, 엿가루, 맥아

비만: 미나리즙, 양배추, 뽕나무 잎

갑상선비대: 감자 밀가루 반죽에 생강 약간 넣어서

딸꾹질: 비파, 정향, 인삼, 고춧가루, 밀가루

익사한 사람: 닭 볏 피

발이 얼음처럼 찬 데: 겨자, 생강즙을 유지에 싸서 매어 놓는다.

(ㄱ)

결명자 잎: 당뇨병, 뇌막염, 위궤양, 황달

가지: 동상

가지 꼭지: 사마귀, 주근깨, 모든 중독, 유두파열, 구감창

가지잎 가루: 유방암, 구내염, 설사, 이질(태운 것), 만성 자궁출혈, 장풍, 하혈(잎 가루를 볶아서 소금 술로 복용함), 동맥경화, 고혈압

가지 뿌리: 각기

감자 숯가루: 위궤양 일체

개구리 껍질: 악성 종기, 신경쇠약과 불면증, 간질 예방

뜸(백해 중극 속골): 불면증

감자 생즙: 위암, 편도선염, 피부미용

감자떡: 갑상선 비대증

떫은 감: 뇌졸중

감꽃과 꽃가루, 감꼭지 태운 것: 설사, 장풍, 하혈

감차: 고혈압, 치질, 출혈, 신장병

감잎: 위궤양, 당뇨병, 잠을 쫓는다. 기침, 가래, 설사, 편도선염

감꼭지: 구역질

감잎 태운 가루(흑설탕과 함께): 치질, 출혈

감+대추+부소맥: 불면에 사용

곶감: 잇몸 부은 데, 귀에 고름, 불면증, 위경련, 설사, 위가 뒤
    집혀 고통스러울 때

구운 밤: 설사

검은콩, 소 쓸개: 당뇨병, 소화제, 수종, 진해, 산후부종, 수종
    해독, 중풍

계내금: 당뇨병, 갈증, 천식, 위염, 위궤양, 위산과다, 간질 예방

감초, 대추: 신경성 불면, 간질 예방

겨자씨: 신체 일부분 마비, 비염, 기관지 아픈 데

귤껍질: 감기, 구역질, 암증 및 체증, 모든 병증에 좋다.

귀뚜라미: 소아 야체증, 야뇨증

검은깨: 눈을 밝게, 흑발, 중풍 예방, 비만, 적백대하, 현운, 산
    후하혈

(ㄴ)

녹두 가루: 기미, 주근깨

누에고치: 위장병, 당뇨병

(ㄷ)

달걀 껍데기: 반위, 궤양

달걀 기름: 연주창, 심장병, 치질, 동맥경화, 뱀에 물렸을 때

달걀 노른자위: 간질, 기침(생강+뜨거운 물)

다시마: 변비, 구내염(태운 가루), 고혈압, 동맥경화(검은콩과 함께)

달팽이: 당뇨병

대나무 기름: 폐렴, 중풍 불어

마늘 닭: 위냉, 무력, 소화불량, 식욕부진

두릅나무 뿌리: 위암, 관절염, 각기, 하체 부실

다래나무 뿌리: 위암(호장근과 함께)

들깨: 변비(생것), 흑발, 생발

돼지 쓸개: 변비(식초와 함께)

돼지고기: 수은, 유황중독

동물 지라(비장): 당뇨병, 빈혈

당근즙: 빈혈, 신장병

닭 창자: 소아야뇨증

당근 구이: 소아야뇨증

두부 비지: 당뇨병, 동상

닭똥집 태운 가루: 성기 헐었을 때

(ㅁ)

마늘: 코피, 폐병, 관절염, 신경통, 동상, 무좀, 보정력, 고혈압
(달걀과 함께)

매실: 식중독, 위경련, 위확장, 관절염, 구충, 정풍, 당뇨, 차멀미, 뱃멀미, 만성이질, 복통, 대장염, 구갈, 피로

무: 부종

무씨: 해수천식

무화과: 치질, 신경통, 무좀

마: 최유, 당뇨병, 비위허약, 위궤양

민들레: 최유, 당뇨병, 위궤양, 굳은 오랜 염증

민들레차: 소변을 잘 나오게

무궁화: 구급약(찹쌀 미음으로), 농창

무궁화 나무껍질: 불면

무궁화차: 이뇨, 부인적벽대하

모과: 구급약, 다리에 쥐

미꾸라지: 백선, 몸을 따스하게 한다.

맨드라미꽃: 자궁암, 모든 출혈

맨드라미씨: 심장병, 안질 질환

미역국: 변비

마늘, 치자: 소변 불통

미나리즙: 어린애 열병, 부인 하혈, 비만, 당뇨

목화씨: 월경과다, 젖 부족, 반신불수

(ㅂ)

부추: 코피

부추, 생강: 적백대하, 저혈압

뽕잎: 생발, 신장이 나쁜 데, 고혈압, 뇌일혈, 뱀에 물린 데, 비
만, 상기 어지럼증, 모든 창독, 각기, 악창, 중풍

뽕나무 껍질: 산후 하혈

뽕나무 가지: 각기, 피부병, 두통

복숭아씨: 악창, 모든 창종, 산후병, 갑자기 가슴이 아플 때,
생발, 당뇨병, 피부미용(살구씨와 함께)

복숭아 나무껍질: 목이 부은 데, 반신불수, 신경통, 냉복통

복숭아 가지: 치질, 주근깨, 비듬, 전신 마비

밤껍질 태운 재: 코피, 얼굴 주름살(볶아서 꿀과 함께), 탈모

밤꽃: 연주창

밤(생밤): 강정, 토사, 입 마름, 속이 뒤집혔을 때

밤(군밤): 설사

벌집: 악성 부스럼, 화농성 종기, 연주창, 페니실린 효과, 유선염, 임파선염, 방광염, 요도염

비파 잎: 식도암, 직장암, 간암, 간종양, 인후암, 폐암, 폐풍

비파엽 방석: 위암, 위궤양

번데기 술: 당뇨병

다래나무 뿌리: 위암(호장근과 함께)

버드나무 껍질: 황달(껍질을 술에 끓여 익힌 다음 환부에 붙인다.)

벚나무 껍질 고약: 악창

벚나무 가지: 갈증, 당뇨

백개자: 구안와사(꿀과 함께)

백합: 위궤양, 영양성 보비보폐

배즙: 갈증, 소아 배가 차고 아플 때

(ㅅ)

식초: 계란체, 광견병, 연탄 유독가스

사과: 변비, 임파선 부었을 때(식초와 함께)

사과 껍질: 위궤양(석류 껍질과 함께)

수세미: 미안, 축농, 창독, 종창

수세미 기름: 위궤양, 치질, 치루, 산후 젖 부족, 동상, 비염

삼백초: 벌레 물린 데, 임질, 매독, 방광염, 대기오염, 공해독, 여드름, 부스럼 종기, 땀띠, 습진, 축농증, 류머티즘, 뇌출혈, 건망증

솔잎: 차멀미, 장카다르(장염), 심장병, 고혈압, 신경통, 류머티즘, 뇌출혈, 뇌충혈, 건망증

소금: 잇몸이 헐었을 때, 관절염, 류머티즘, 토혈, 시력 회복

소금물: 감기

생강: 감기, 폐렴, 편도선염(찜질), 구역질(대추와 함께), 저혈압, 부종

생강(부추와 함께): 저혈압

생강 잎: 전신부종

살구씨: 주근깨, 천식(소금물과 함께)

말린 살구: 이농증, 코에 종기

살구 꼭지: 무기력

살구 잎: 전신부종

생지황: 이명증, 소염, 타박 어혈

생지황 태운 가루: 대변, 하혈, 자궁 대하, 뼈를 튼튼하게

석류 껍질: 치아 약한 데, 뇌출혈

석류꽃: 코피, 출혈, 하혈

석류 뿌리: 치통, 촌충, 사지 마비, 신경통, 자궁 대하

순채: 위궤양, 위암

소철: 암치질

생콩: 변비

선인장: 효천, 기관지염, 불면

시금치: 빈혈

상백피: 해수, 천식

생밤: 정력제(부추씨도 같은 역할)

수박 진액: 신장병, 속 열(더윗병)

상추: 불면

상추 태운 가루: 편도염, 젖 부족

<u>**소고기:**</u> 관절염

(ㅇ)

율무: 거친 살, 폐병, 당뇨병, 수종, 부종, 비만, 폐기종

양파: 불면증(양파껍질), 동상, 뱀에 물렸을 때(담배와 함께), 고혈압

우렁이: 황달, 나력

연뿌리: 기침, 가래, 코피

연잎: 폐종양, 수종

오이: 주근깨, 속 열, 구갈, 소주독, 갈증 심한 데

알로에: 비염, 비색, 동상, 피부염, 습진, 땀띠, 고혈압, 햇볕에 상한 피부, 구내염, 잇몸 부은 데, 설염, 주사비, 신장성 부종, 뇌출혈, 관절염, 견통, 신경통, 붙이고 바름, 미백, 위장병, 여드름, 거친 피부, 손 튼 데, 악성 변비, 어린애 만병, 불면(잎), 뇌혈증

은행: 검은 얼굴을 희게(가루를 꿀에 개어), 폐결핵, 개고기 식체, 해수 기침, 광견병

인동: 모든 종기, 페니실린 역할

양배추: 위궤양, 비만

오미자: 구사, 천식, 건해, 구갈, 당뇨, 고혈압, 피로 해소

우엉씨: 소변 불통, 인후염, 두드러기

옥수수수염: 당뇨병, 신장염, 수종, 부종, 혈압, 비만

영실: 수종

염소 뿔: 소아 간질

(ㅈ)

조롱박: 결막염

종려나무: 하혈, 중풍, 코피

장미꽃: 시력 증진

종려나무 뿌리: 소변불리

(ㅊ)

참기름: 화상, 찰상, 결막염

천궁: 입 냄새, 스트레스, 개울

참쌀떡(끓여서 2~3일 복용)**:** 위궤양, 젖 부족, 심한 설사

천화분: 당뇨병

치자: 심장쇠약, 불면증, 만성두통, 모든 심통(나뭇가지), 비만,
　　　소염

철기: 빈혈

(ㅍ)

피마자: 중풍에 입이 돌아간 데

파: 감기몸살, 불면, 고혈압

팥: 젖이 부었을 때(식초와 함께)

(ㅎ)

호두 태운 가루: 기관지, 해소천식

호박 고약: 검은 얼굴을 희게(행인과 함께)

호박 태운 가루: 치루, 창종

홍당무씨: 대장염, 이질

회화나무 가지: 모든 심통, 빈혈, 소아야뇨, 신장병

행인: 개고기 식상, 광견병, 해수 기침

(ㅌ)

탄소광: 심장병, 간 경화, 간장병, 모든 신경통, 소아마비, 반신불수, 위궤양

토끼털: 난산, 모든 고질병